JN208265

「死にたい」子どもたちと向き合う 11 のポイント

──児童精神科の現場から伝えたいこと──

著

河邉 憲太郎

星和書店

本文デザイン　林利香

はじめに
── 「死にたい」子どもたちの今 ──

　子どもの自殺がコロナ禍で急激に増加し、大きく注目を集めています。

　ただし、子どもの自殺はコロナ禍で急に始まったわけではありません。2000 年頃からは 15 〜 34 歳（2020 年からは 10 〜 14 歳も）の若い世代の死因の第 1 位は自殺となり、若い世代が命を落とす最も多い理由になっています。2007 年に策定された自殺総合対策大綱は改定を重ね、2017 年にようやく子どもや若者の自殺に対する取り組みが始まりました。しかし、現場ではもっと早い段階から子どもの自殺への危機感がありました。それは、子どもの自殺は未知の部分が多いからです。自殺の理由にしても、子どもではそれを言語化するのが難しいことや、自殺の理由が学校や家庭などの環境によるものと推測されても、その客観的な証拠をつかめないことが多くあるため、対策の難しさを感じる方が多いのです。

　筆者は児童精神科医として診療を通じ、死にたいという子ども、自殺未遂を起こした子ども、自殺既遂してしまった子どもと関わりを持ってきました。また、2013 年より自殺対策事業の一端を担い、この問題についてより広い視野で取り組んでいます。この 10 年で、学校では「SOS の出し方」についての教育が始まり、行政では地域で自殺予防ゲートキーパー制度も始まりました。高校では精神疾患が 40 年ぶりに教科書に載ることになりました。このように前向きに進んでいることもある一方、コロナ禍の影響、著名人の自殺の顕在化、ヤングケアラーの存在、家庭内虐待の増加、ネット依存によるサイバーいじめなど、時代の変化による問題の悪質化も進んでいるのではないかと感じます。

　こういった問題を、長期間にわたり児童精神科臨床に多くを費やしてきた児童精神科医である筆者が現場で経験したことから、子どもの「死にたい」に対して真摯に、また、正しく向き合える、理解できる人が増えることを目

的として本書を執筆しました。

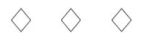

　筆者は児童精神科医といって、子どものこころの診療を行う医師です。

　子どもといっても幼稚園に通う小さな子から高校生くらいまでを対象に、幅広く診療をしています。なかでも、思春期の年齢の子どもたちを診療することが現在の仕事の中心になっています。

　思春期とはだいたい 10 〜 18 歳くらいまでを指します。

　実は、子どもが 10 歳を超えてくると、児童精神科では診療のスタイルが変わります。

　それまではお母さんと一緒に診察室に入ってきて、相談のほとんどをお母さんの口から聞く診察スタイルだったものが、子どもたちから

「先生に聞きたいことがある」

「今日は自分だけで話したい」

　と言ってくれることがあります。

　長く仕事をしていると、こうやって大人になっていく子どもたちを目にして、そんな子どもたちからの相談を受けることが、筆者自身のたくさんの学びになっていると感じます。

　一方で、こういった相談の中には、親には言えないことや、言葉にならないような重いメンタルを感じさせる内容も少なくありません。その最も重い言葉が

「死にたい」

　であると思います。

　診察室で、子どもと二人きりの中、その言葉が出たときは、この子はどのような気持ちでその言葉を発したのか、主治医としてどのように受け止め、どのように返したらいいのか、いつも戸惑いながら必死に考えています。

　子どもの自殺は今最も注目されているメンタルヘルスの問題の一つです。

以前は子どもの自殺に関する情報はそこまで多くありませんでしたが、コロナ禍がひとつのきっかけとなり、子どもの自殺についてテレビやネットのニュースでも取り上げられることが増えました。2007年に策定された自殺総合対策大綱は何度も改定を重ねています。2016年には自殺対策基本法も改正されました。

　しかしながら、子どもの自殺は今も増えています。

　この流れを止めるためには、子どもに関わる大人たちが、今を生きる子どものこころを知ることが何よりも重要だと思っています。子どもに対して、また、子どもの「死にたい」に対して無知であることは、そんな子どもたちを無意識に追い込んでしまうことにつながりかねません。「今を生きる子どもたちはこんな状況なのか」と大人が知ることは、子どもの自殺念慮に関する評価や対応の基本となります。子どものさまざまな「死にたい」に対して、どのように考え、どのように対応していけばいいか、その一助になればと思い、この本を書きました。

　なお、本書では第1章から、多くの事例やエピソードが登場します。死にたい子どもたちが目の前にあらわれたとき、どのように考え、どのように対応したか、その思いが伝わるように書き綴っています。すべて筆者や、周りの協力してくれた同僚たちの経験に基づいていますが、大切なポイント以外の部分では、個人情報に配慮し、一部変更を加えています。第2章では、第1章の事例を振り返りながら、目の前の子どもたちと向き合うために必要な学問的情報をまとめています。そして第3章は予防および対策についてまとめました。第4章は、長期間の関わりがある一組の親子を対象に、インタビューを通して、さまざまなこころの変化を中心としたライフストーリーの振り返りを行いました。

　このように本書の内容は、現在子どもと関わっているさまざまな職種の方が明日からの臨床にすぐに生かせる内容を意識して執筆しています。ぜひ、子どもに関わる医療、教育、福祉関係の援助者の方にご一読いただきたいと願っています。

目　次

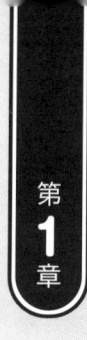

第1章

こんな子どもたちはいませんか？

日常で出会う「死にたい」子どもたち
—— 10のお話 ——

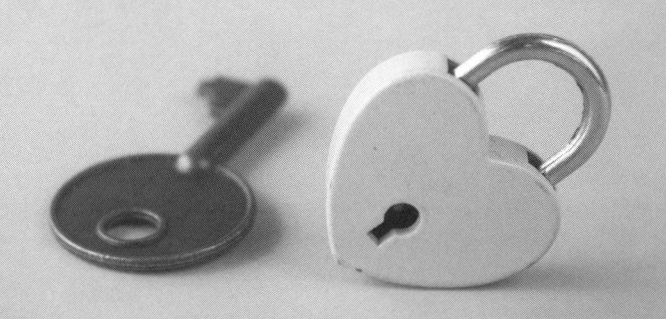

学校に行って勉強することが
何よりも大事なの？

Aさん

　14歳のAさんは、有名中高一貫校の女子中学2年生です。会社役員の父と、専業主婦の母との3人暮らしです。Aさんの両親は高齢出産で、子どもを授かるまで少し苦労をしたそうです。両親はAさんが生まれてきてくれたことをとても喜び、小さい頃から何不自由なく育て、たくさんの習い事を受けさせていました。そのせいもあってか、小学生の頃からAさんは成績優秀です。小学4年生からは、お父さんの勧めで中学受験のための塾にも通っていました。お母さんも塾の送迎をしてAさんを応援していました。Aさんは塾で仲の良い友達もできて、一生懸命勉強にも取り組んでいました。小学校では成績はトップクラスでしたが、塾ではなかなか思うような成績にはならず、少ししんどい思いもしていたようです。

　Aさんは最後まで頑張り、中学は希望の中学校に補欠合格しました。しかし、一緒に勉強していた塾の友達のうち、1人は不合格でした。Aさんは友達のことを心配して春休みに会いに行きましたが、友達に
「なんでアンタが受かるのよ！　私より成績悪いのに。ズルしたんでしょ！」
と言われてしまいました。

　Aさんはすごく悲しくなり、せっかく受かった中学校ですが、行きたくない気持ちになりました。家に帰って両親と話をしたかったけれど、受験に合格して喜ぶ両親を見ていると、そんなことは言えません。Aさんは気持ちを隠したまま、合格した中学校に入学しました。

　中学校に入って、新しい友達もできました。ただ、友達の話を聞けば聞くほど、友達の学校に対する真剣さを感じ、「自分は親に言われて入学した。みんなとは違うんだ……」と思うようになりました。また、友達はみんな優秀で、Ａさんはテストでも期待したような点数が取れず、勉強が苦手になりました。このようなことが続くと、Ａさんは、「みんなはすごく頑張っているな。私は本当にこの学校にいていいんだろうか？」と学校での居場所のなさを感じるようになりました。

　Ａさんは、だんだん朝起きることが嫌になり、学校に遅刻しがちになってきました。両親はそのようなＡさんを見て、

「学校の成績が落ちて、しかも遅刻だなんて学校から逃げているのではないか！」

と怒ることが増えました。Ａさんは学校でも家でも過ごしにくくなってしまいました。

　Ａさんは２年生に進級しましたが、ゴールデンウィーク後から部屋から全く出なくなりました。最初は怒っていた両親も、部屋から出ないＡさんにはお手上げです。こんな状態が数カ月続いたので、両親はどうしたらいいか分からなくなり、児童精神科受診を決めました。

　Ａさんはお母さんと二人で病院に訪れました。お母さんは不登校のことを気にしていましたが、Ａさんは

「親に言われて（病院に）来た」

とだけ話し、学校のことは話しません。

　年齢を考えて、お母さんとは別で診察することを提案したら、Ａさんは静かにうなずきました。お母さんは学校と成績のことを気にしていて、学校を休む必要がある病院の通院にはあまり乗り気ではありませんでしたが、なんとか説得して月に１回の受診を行うことになりました。

　Ａさんは通院を重ねると、少しずつ主治医にも慣れてきて、自分の話をしてくれました。まずは小学生の時の話、塾の話、中学校での周りと自分との違い、そして両親の期待に応えていないことなどです。ある日の診察の時

のこと――

Aさん　「私の両親は成績が一番大事。勉強ができなくて落ちこぼれになった私は、いらないと思われている」

主治医　「どうしてそう思ってしまうのかな？」

Aさん　「前も、勉強がしんどいことをちょっと言ったら、お母さんにそういう子はうちの子じゃありませんって言われた。それって勉強ができなかったら、家族として認められないってことですよね？」

主治医　「そんなことを言われたんだね。つらかったよね。でも、お母さんはすごくAさんのことを大事に思っているんじゃないかな？」

Aさん　「それは、母親が求めている仮の私。本当の自分なんていなくてもいいんだ。消えたい……」

　そう言って、Aさんは涙を流しました。

● この事例について

言葉は毒にも薬にもなりうる

　人はいろんな言葉を交わして毎日生きているわけですが、ある言葉がすごくこころに突き刺さってしまうことがあります。「刺さる」は2015年に新語として「共感・感動できる」という意味として説明されています。「胸に刺さる」や「言葉が刺さる」といった表現は、今では良い意味と悪い意味の両方で使われます。この表現のように、言葉って人にポジティブに影響することもあれば、ネガティブに影響することもありますよね。Aさんの場合、友達の言葉、親の言葉がネガティブに影響していました。

自動思考

　親の期待を裏切っているのは自分で、悪いのは自分、という思考パターンになっています。ネガティブな感情が自動的に起きてしまうイメージがAさんにはついてしまっています。このような反射的な思考パターンを自動思

考といい、ネガティブな自動思考が続くと、「全部自分が悪い」といった通常では起きない思考が出てくることがあります。A さんは自分の悩みを話せなかったことや、周りの人の言葉が悪く影響し、ネガティブな自動思考になっていました。

● 実際の対応

「消えたい」の言葉が出てきた時、A さんはとても追い詰められていると主治医は感じました。そこで、次のように対応をしました。

　長期間続いている A さんの苦悩は一朝一夕には改善しません。まずは診察で A さんの話を 1 対 1 で聴く時間を取りました。そして、A さんの気持ちを受け止め共感することを一番に行いました。あまりアドバイスと言えるようなことはしていません。アドバイスは時に、こちら側の思いを一方的に押しつけてしまうこともありますので、慎重に行う必要があります。親子別々で話を聞いていくと、お互いの思いがずれていることはすぐに分かります。両親は A さんを傷つけたいわけではありません。基本的には親は子どもに健康でいてほしいと一番に願っています。

　通院を定期的に行う必要性を強く伝え、中断することなく来院してもらいました。親子の関係性に波はありましたが、徐々に関係性は良くなってきたようです。病院の通院は親にとっても子どもにとっても非日常です。その非日常として、来院により親子で過ごす時間が長くなること、子どもだけではなく親も、主治医を含め病院のスタッフに心配を相談できたこと、話し合いの中で親子の思いのすれ違いを確認できたことなどが、効果があったのかもしれません。

☞ **キーワード**
・ 不登校 (第 2 章 - 2；p.61)
・ 教育虐待 (第 2 章 - 3；p.66)

死ぬのをあきらめたから
リストカットをするんです

Bさん

　11歳のBさんは小学6年生の女子です。小学5年生の2学期にBさんのクラスに転校生が来ました。その転校生は女の子で、Bさんの近くの席になったこともあり、Bさんはすぐに仲良くなりました。

　休みの日にBさんは転校生の子とショッピングセンターに遊びに行きました。あるアクセサリーショップでBさんはその転校生の子に、

「このアクセサリーかわいいよね。今日お金持っていないから、Bちゃんに買ってほしいな」

　と言われました。Bさんはびっくりしましたが、そのアクセサリーは値段も安いものだったので、これくらいはいいかと思って転校生の子にプレゼントしました。それからというもの、転校生の子は遊びに行くたびに同じようなことをBさんに要求してきました。Bさんはいつも転校生の子の誘いを断りきれず、その子を避けたい気持ちがあったせいか、少し学校に行きにくい時期がありました。休んでいる間に、Bさんとその転校生の子はあまり遊ばなくなり、自然に友達関係は希薄になっていきました。

　Bさんは6年生になり、再びその転校生の子と同じクラスになりました。その転校生の子は、Bさんと仲の良い友達と一緒に遊ぶようになっていて、Bさんを仲間外れにしました。Bさんは一緒に過ごす友達がいなくなり、休み時間も一人で過ごしていました。事情をよく知らない男子はBさんがひとりぼっちで過ごしていることをからかいます。お金の問題があったこと

は、クラスの友達はもちろん、担任の先生も知りません。B さんは誰にも相談していませんでした。

B さんは学校生活がうまくいかないように感じ、修学旅行にも体調不良を理由に参加しませんでした。夜もなかなか眠れなくなり、朝も早く目が覚めるようになりました。音にも敏感になり、ちょっとした音が気になります。ある朝、お母さんが B さんの部屋に入ると、カッターナイフが落ちていて、B さんは自分の手首を何度も切っていました。お母さんはすぐにカッターナイフを取り上げて隠しましたが、とても不安になり、B さんを連れて児童精神科を受診しました。

B さんはお母さんと一緒に診察室に入ってきました。B さんは髪が長く言葉遣いが大人っぽくて、学校であったこと、友達のこと、転校生のこと、学校の担任のことなど、聞いたことに対してしっかりと話してくれました。一方、お母さんはそばでうなずいているだけで、話には入ってきませんでした。ただ、「リストカットをしていて心配」とだけ話してくれました。

B さんのお母さんはうつ病で、お薬による治療も受けていました。仕事はできず、普段は自宅で寝ていることが多いみたいです。お父さんは B さんが幼稚園の時にお母さんとは離婚して、今は B さんとも会っていません。B さんはお母さんの病院にも付き添って一緒に行くことが度々ありました。また、自宅ではお母さんの手伝いもよくしています。お母さんの病気をよく知っている B さんは（病気のことを配慮して）、お母さんに自分のことを相談できなかったようです。

B さんのお母さんは、リストカットをしている B さんをとても心配していましたが、自分のうつ病があまり良くない状態で、B さんを連れて定期的な通院は難しい、と言いました。主治医が困っていると、B さんが「一人で来ていいですか？」と主治医に聞きました。普段診療していると、多くの子どもは親御さんに連れてきてもらっているので、少し驚きを隠せませんでしたが、病院に来る地図や診察の手順などを説明して、一人で受診できるように援助しました。たまたま病院と B さんの家がさほど遠くなかったことも

幸いしました。

　病院に通院しはじめましたが、やっぱりBさんはリストカットを続けてしまいます。そのため、Bさんに対して「死にたい気持ち」をテーマに診察をすることを伝えました。Bさんは

「死にたいという気持ちはいつもあります。私にはいろんなことがあります。友達のことはきっかけになりました。学校はしんどいです。お母さんのことは心配だけど、もっとしっかりしてほしいです」

　と話してくれました。リストカットの話題になると、

「リストカットは、死にたいからやっているわけではないです。むしろ、生きるためにしています。だって、私はあのお母さんをおいて死ぬわけにはいかないでしょう。だから、死ぬことはあきらめています。ずっと死にたいけど死ねないです」

　と話してくれました。

　Bさんにとって、リストカットは死ぬための行動ではありません。リストカットをする理由について尋ねると、

「リストカットの痛みは、自分を生きる道に引き戻してくれます。なんでかな……痛みかな。この痛みは、周りの人たちに迷惑をかける自分への戒めです。痛みを受けることが自分を助けてくれる方法だと思っています」

　と話してくれます。Bさんにとってリストカットは死ぬための手段ではなく生きるための儀式であることが分かりました。

◉ この事例について

学校が知らない友人関係

　Bさんが学校に行きにくくなってしまった原因の一つは友達関係です。友達関係が難しくなったのは金銭関係に起因していますが、このことは学校の先生も他の同級生も知らないことです。人に言えない悩みを抱えてしまったBさんが学校に行けなくなることも無理がないことかもしれません。

保護者の体調

　母子家庭のBさんは、うつ病のお母さんに代わって家事全般をしていました。通常はまだ親から心配されて育てられていく年齢なのに、お母さんを心配する側にまわらなければいけなくなっています。現在はヤングケアラーという言葉もだいぶ浸透し、対策に乗り出している自治体もあります。Bさんの場合、学校の担任の先生が家庭訪問で自宅の様子を見ていたため、その状態に気づいて、自治体に連絡していました。

● 実際の対応

　Bさんの主訴はリストカットですが、その背景には学校の友達のこと、金銭問題、お母さんに頼れなかったことなど、解決したいポイントがいくつもありました。児童精神科に通院する思春期の子どもの悩みの背景には問題が複数あることが多いです。

　まずは、Bさんがリストカットでこころを落ち着かせようとしていることを理解し、リストカットを続けてしまう気持ちを受け止めました。リストカットがBさんの救いになっていることは評価しつつも、自分への戒めとも思っていることから、リストカットの代替手段を提案してみました。手首に赤いペンで線を書いてもらい、リストカットをしたような気持ちにならないか試してみました。少しだけ楽だと言いましたが、そこまでの効果はなかったようです。大声を出すという代替手段を提案しましたが、すでに以前から代替手段とは考えずにそれを実行していたことで、リストカットの代わりにはなりませんでした。輪ゴムを手首にかけてはじくことを提案したところ、軽い痛みを伴うことが功を奏し、代替手段として取り入れました。

　また、作業療法士に相談し、折り紙や工作などの簡単な作業を外来受診時に集団作業療法として実施することで、こころの安定をはかりました。作業をしながら作業療法士を含め病院スタッフと話をすることは楽しみにしてくれているみたいです。

> ☞ **キーワード**
> - 学校の友人関係による不登校（第 2 章 - 2 ; p.61)
> - 自傷行為（第 2 章 - 9 ; p.88)
> - ヤングケアラー（第 2 章 - 7 ; p.81)

ネットの友達が薬をたくさん飲むと楽になるよと教えてくれた

Cさん

　15 歳の C さんは中学 3 年生の女子です。C さんは生まれつき心臓の壁に穴が開いている病気で、小さい頃に手術をしました。手術は無事成功したのですが、胸に大きな傷跡が残ってしまいました。傷跡は服を着ていたら見えませんが、小学 5 年生くらいから周りの目が気になるようになってきました。小学校の時、お母さんが学校に事情を伝えていたので、小学校からの友達は C さんが小さい頃に手術して胸に傷跡が残っていることは知っていました。それでも特に体育の着替えの時間などは、友達の視線が気になっていたようです。

　その後、進学した地元の中学校ではいくつかの小学校から生徒が集まっていたので、新しいクラスメイトができ、C さんは小学生の時よりも周りの視線が気になるようになりました。C さんは、着替えなくてもいいように体操服で学校に行くようになりました。学校の先生たちにはお母さんが事情を話していたので、体操服で過ごしていても注意はされません。しかしながら、C さんが体操服で過ごすはっきりとした理由はクラスメイト全員には説明されず、C さんは学校になじめない感覚が強くなってきました。

　C さんは小児科に定期通院しており、お母さんが学校での様子を心配して担当医に相談したところ、児童精神科での相談を勧められ、受診しました。

　C さんは診察で、あまり自分のことを話さず、主治医からの質問にうなずく程度でした。C さんに児童精神科に来た理由を聞いても、

「わかんない」

　と言い、会話は深まりません。慣れていくには時間が必要であり、お母さんの希望も踏まえて、小児科の通院に合わせて児童精神科にも通うことになりました。

　Ｃさんは学校でもあまり話せず友達が少ないせいか、SNS に没頭していました。同じような気持ちを持っている人とネット上で友達になりました。その友達は、気持ちが沈んだときには薬を飲んでいると教えてくれました。その薬は薬局で簡単に手に入る市販薬でした。

　さっそくＣさんは市販薬を大量に買い、一気に飲んでしまいました。ネットの友達から、いっぺんにたくさん飲まないと効果がないと教えてもらっていたからです。部屋の掃除をしていたお母さんは薬の空箱を見つけて、すぐに検索をし、それが過量服薬によく使われる薬であることを知りました。児童精神科でこのことを相談して、主治医からＣさんに話を聞いてみることになりました。

　主治医にＣさんは、

「薬を飲むと楽になるって聞いた。ネットの友達から教えてもらった。友達だから一緒にしようと言われた」

　と教えてくれました。この行為は命に関わることになるかもしれないと説明した上で、今のＣさんの気持ちを聞きますが、

「わかんない」

　と答えます。主治医がＣさんのこころについて核心に迫る質問をしても、こころに蓋をしているようで、はぐらかされます。気持ちを楽にしたいのであれば病院から処方する薬を飲んではどうかと勧めてみましたが、

「病院の薬は効かないって友達が言っていた」

　と答えました。

● この事例について

自分が他と違うことへの敏感さ

　子どもは思春期に入ると、自分の体の成長にこころがついていかないことが多々あります。また、他人との比較をしはじめる時期でもあります。Cさんは、自分の体が他の同級生と違うことに過敏になってしまいました。Cさんは周りの同級生から自分がどう見られているのか気になっていたようです。

ネットの友達を信用する子どもたち

　子どもは SNS に居場所を求めたり、現実で学校の先生や両親に教えてもらうことよりも SNS の情報を真実であると思ったりすることがあります。匿名性が高く親密性が高い、インティメイト・ストレンジャー（→ p.75）の存在が現在の子どもには大きくなることがあります。

SNS の情報と自傷行為

　コロナ禍を経験してから、子どもがスマホを所持したり SNS を活用したりすることがぐっと増えています。自傷行為に関しても、特に若い年代で、画像を SNS にアップしたりダイレクトメールで自傷行為に興味を持つ子ども同士（大人が混ざることも多々あります）がつながったりすることが増えています。

● 実際の対応

　お母さんからは主治医に本人の行動をたしなめてほしいという希望がありましたが、主治医は診察の中で正論を伝えていく治療はうまくいかない可能性が高いと感じました。また、Cさんに言葉による介入は難しいと感じました。そのため、心理士（公認心理師）と相談して、Cさんには心理士による

プレイセラピーを導入しました。主治医はCさんとは短時間の診察にして、主にお母さんと話をする親子並行面接を開始しました。心理士は別室で30分の時間を確保し、遊びに誘ったところ、Cさんは人形遊びを選びました。人形遊び中の会話は現実的なものではなく、まったくの別世界に没入する遊びになりました。Cさんが望む世界観を心理士は受け入れ、人形同士で会話する世界観を楽しんでいました。Cさんは毎回プレイセラピーを希望し、病院の受診が楽しみになっていたようです。次第に、人形を通して自分の気持ちを表現するようになりました。また、プレイセラピーを続けることで、過量服薬を手放すことができました。現実の適応に関しては、中学校にはなかなか行けない状態が続いていたのですが、Cさんは高校進学にあたって不登校のサポート体制がある学校に決め、自分なりに現状を受け止めることができるようになっていました。

☞ **キーワード**

- **過量服薬**（第2章-9；p.88）
- **SNS のつながり**（第2章-5；p.74）
- **心理士の介入**（第2章-6；p.78）

⟩ーᵒ　コラム　　不登校からの高校選択

　中学校で不登校になると、お子さんも保護者も、高校進学のことで不安を抱えていることが多いです。

　具体的な話を聞くと、以下のような不安や悩みを抱えています。

- 不登校の自分を受け入れてくれる高校はないのではないか
- 不登校で勉強もしていないので、入試問題を解けないのではないか
- 内申書に欠席が多い、内申点が低いと高校に行けないのではないか
- 高校に入学しても不登校が続くのではないか
- 高校に入学してもすぐに退学になるのではないか

　実際、内申書や学力は高校入試に相当重要になります。

　一方で、不登校でも進学できる、受け入れてくれる高校もたくさんあることを知ってほしいです。

　具体的には以下のような学校です。

① 不登校のサポート体制がある私立高校
② 通学の自由度の高い通信制高校
③ 授業時間に多様性のある定時制高校
④ 一部の公立高校

　Cさんは、①のサポート体制のある私立高校への進学を決めました。この私立高校は全日制の高校です。サポート体制がある高校は増えており、学校によって差異はありますが、一般的に受験は学業よりも面接や推薦書が重視されます。また、入学後の勉強に関するサポートが個別に行われ、学校生活のサポートのため、心理士が相談員として在籍していることが多いです。

　②の通信制高校は、毎日通学する必要はありません。オンライン学習を併

用して、登校は月に１回でも大丈夫な通信制高校もあります。ほとんどの通信制高校はレポート提出やテストによって高校卒業に必要な単位を取得するので、単位制高校と言うこともあります。また、通信制高校の入学試験は、筆記試験がなく面接や作文だけのところが多くなります。

　③の定時制高校は、もともとは夕方から夜の時間帯に授業を行い、日中は仕事をしている方の学びなおしで通学する学校でしたが、最近は不登校生徒の選択肢の一つとなっています。朝から学校がないことで、朝が起きられない子どもには時間的なメリットがあります。ただし、①や②と比べると不登校を経験した生徒の対応に特化しているわけではないことには注意する必要があります。

　④は自治体によって違いがありますが、一部の公立高校では不登校の生徒でも受け入れています。筆者の住む愛媛県では募集人数が少数であるところ、全寮制のところなどで、中学校では不登校だった生徒が一定数通っています。また、学習に関して心配がある生徒も通いやすくなるように、高校でも通級による指導を実施しているところが増えています。通級による指導とは、特別な指導を必要とする児童生徒に対して、各教科の授業は通常の学級で行いながら、障害に応じた特別な指導を行う特別支援教育の一つです。対象は障害がある者とされており、自閉スペクトラム症（ASD）や注意欠如多動症（ADHD）はもちろん、限局性学習症（SLD）も含まれます。ただ、①と比べると不登校生徒へのサポート体制を明言化していないことも多いため、事前に教育委員会で相談することや、高校の説明会に出席する必要があると思います。

　16歳のＤ君は高校１年生の男子です。Ｄ君は両親と妹の４人暮らしで、とても仲の良い家庭です。Ｄ君は洋服が大好きなおしゃれな男の子で、たくさんの友達がいます。

　Ｄ君は中学２年生の時から成績が少しずつ落ちてきて、３年生の１学期は今までになく悪い結果でした。夏休みに学校の成績や高校受験に関して両親と口論になり、衝動的に家にあった薬を大量に飲んで、病院に緊急搬送されました。命に別状はありませんでしたが、救急医に精神的なサポートが必要と判断されたため、児童精神科に両親に連れられ来院しました。Ｄ君はうなだれていて、

「馬鹿なことをしてしまった」

　と小さくつぶやき、それ以上は話すことができませんでした。後悔している様子だと感じました。両親の話では、自宅でも食欲がなく、夜もあまり眠れていないようでした。明らかな抑うつ状態であると判断し、２学期が始まる直前だったのですが、精神的な回復をはかることを優先し、学校は休んで家で療養することにしました。

　２週間後に来院したときは、抑うつ状態はだいぶ改善していました。すでに学校に登校していて、本人からの主な相談はゲームをやりすぎてしまうということでした。精神的な問題がだいぶ楽になっているようでしたので、ゲームに関して「時間を決めてやりすぎないようにする」など、一般的なアド

バイスをして、少し様子を見ることにしました。

　受験シーズンになり、11月に再び来院したときは非常に落ち込んでいました。本人からも友達との関係が良くない、過去にけんかなどトラブルになったことがある、という相談がありました。ただ、両親に聞くと、少なくともこの数カ月は、その友達と表立ったトラブルがあるわけではないようでした。志望高校を決める時期だったので、受験に対する不安から神経質になっているのだろうと思い、本人の話を聴くことに専念しました。次の来院時にはとても元気になっていて、人が変わったかのように明るく話してくれました。前回、話をして楽になったのかなと主治医も楽観的に考えていました。高校には無事合格し、学校を休まずに行きたいという希望があったので、病院には長期休暇時に来院するように決めました。

　5月に両親から相談の電話がありました。春休み中にD君がゲームで50万円も課金してしまい、両親がそれに気づいて話し合いと注意をしたそうです。D君は自分で壁に頭を打ちつけ大声を出すため、とても心配ではあったけれども、その後は反省していたことと高校入学前だったこともあり、そのまま様子を見ていたといいます。ところがさらに、5月の連休中に再度ゲームで50万円を課金したことが発覚しました。さすがに両親が叱責したところ、翌日にD君は過量服薬をしてしまったといいます。これからどうしたらいいのかと両親は悩んでいたので、ひとまず病院に連れてきてもらうように伝えました。

　診察の時、D君はぐったりしていて、ほとんど話すことはできませんでした。両親によると、春休み中に課金していたことが分かった時も、注意するとD君は反論したり大声をあげたりする様子だったけれども、その翌日はこのようにぐったりしていたようです。今までの診療を振り返っても、何か大きな出来事があった後にD君は、見るからに落ち込んでいたり、言葉で落ち込みを表現したり、不眠になるなど抑うつ状態であるときが多くありました。ただし、その状態は長期間続かず、すぐに回復して明るい姿を見せていました。そして、後から分かったことですが、高額にのぼる課金をしてし

まうこと以外にも、友人と一緒に出かけて家に帰ってこなかったり、遊びに行って無駄にお金を使ったりするといった、年齢に不相応な行動をすることが多々ありました。

この事例について

過量服薬の理由の違い

　D君はCさんと同様に過量服薬をしていますが、目的や理由が違うように見えます。楽になりたいからというよりは、両親から注意されたことに対して衝動的に行っています。根底に死にたい気持ちがあったかどうかは分かりません。ただ、突発的に起こした行動が、最悪の結果である死につながることもあると思います。

子どものうつ病？

　うつ病は思春期年代である10代中盤から罹患率が増えます。思春期のうつ病は成人と違って出てくる症状は不均一ではあります。D君の症状は最初はうつ病であると考えていました。一方、うつ病は経過中に、実は双極症（双極性障害、躁うつ病）のうつ病相であったと診断が改められることがとても多い疾患になります。

実際の対応

　これまでのエピソードを考え、うつ状態に加え、時には人が変わったように明るくなることや、衝動的な行動があることから、双極症と診断しました。薬物治療を開始しましたが、嘔気（吐き気）と頭痛といった副作用が出たため、現在は推奨の半分量で治療しています。また、本人に対して精神疾患について告知することは慎重に行おうと考えました。まずは両親に双極症に関して説明しましたが、D君の両親は精神疾患である可能性を感じていた

ようで、大きな動揺はありませんでした。Ｄ君への告知は、病相が落ち着い
た時期を見計らって、双極症に関するリーフレットを使い、告知をしまし
た。長期間の服薬が必要になることに対して、戸惑いを隠せない様子はあり
ましたが、「自分の気持ちをコントロールできないのは病気のせいだと分か
ったのでよかった」と話してくれました。

☞ **キーワード**
・子どもに起きやすい精神疾患 （第 2 章 - 10 ; p.95）

いじめられたから
学校がトラウマになっています

E君

　11 歳の E 君は小学 5 年生の男子です。E 君は小学 1 年生の時に、学校の授業に集中できないことや、友達に自分から話しかけられないことで目立っていて、学級担任の先生から気になっているとお母さんに話がありました。かかりつけの小児科の医師に相談したところ、これらのことは注意欠如多動症（ADHD）の症状かもしれないと詳しい診療を受けることを勧められ、児童精神科を紹介受診しました。診断結果は ADHD に加え、限局性学習症（SLD）でした。SLD とは、全般的な知的発達に遅れがないものの、「聞く」「話す」「読む」「書く」「計算・推論する」能力に困難が生じる神経発達症（発達障害）の一つです。どこに困難があるかは子どもによって違います。E 君は「書く」ことに困難さがありました。お母さんは学校に診断結果を伝え、担任の先生と学校でのサポートについて相談しました。また、担任の先生から学校以外のサポートとして療育を勧められ、放課後等児童デイサービスの利用を開始しました。児童精神科には長期休暇時に来院することにしました。

　E 君は通常学級に通っていましたが、小学 4 年生から教室に入りにくくなっていました。お母さんが理由を聞くと、

「学校の授業のことを考えると、頭が痛くて、周りの音が異常に大きな音に聞こえたりする」

　と言います。学校にはどんどん行けなくなり、朝、職員室に行ってすぐに

帰るようになりました。超短時間の登校、いわゆるタッチ登校です。学校によって違いますが、E君の学校ではタッチ登校で出席扱いにしてもらっていたので、特にお母さんは出席にこだわっていたこともあり、この状態が長く続いていました。

　冬休みになり、E君が児童精神科の診療に来た時に主治医はそうした現状を知りました。E君は診察室ではお母さんとぴったりとくっついて、離れることができません。E君に問いかけてみても、学校のことを聞くとうつむいてしまいます。タッチ登校は出席にはなるかもしれないけれど、本人にとって意味のある登校には思えませんでしたので、お母さんには無理な登校は控えるように伝え、児童精神科に定期的に通うことを勧めました。3学期からは月に2～3回のペースで来院をしましたが、E君はお母さんから離れることができませんでした。

　5年生になって、少し落ち着いてきたのか、学校で週1～2回、1回2時間くらいを別室で過ごすことができるようになりました。同時に、児童精神科でも一人で診察室に入れるようになりました。E君はお母さんがいない方がたくさん話します。学校に行けなくなった理由を聞くと、

「4年生の時、後ろに座っている同級生にノートを見られた。ノートに書いている僕の字が下手で、すごくからかわれた」

と教えてくれました。E君には病名を告知していたので、字を書くことが苦手なことはE君も分かっています。主治医からは、字がうまく書けないのはE君のせいではなくて、E君が持っている特性によるもので、そのために病院にも通院しているんだということを病気の説明の時に一度だけ説明していました。ただ、1回の説明では不十分だったかもしれません。学校では、からかわれることがすでに複数回あったようです。その影響でE君は同級生にいじめられていると感じていました。友達に自分から話しかけられなくなっていたのも、いじめられていると感じてからのようでした。E君は、

「他にも話したいことがあるけど、お母さんが心配する」

　と言いました。主治医は、

「これは E 君が相談したいことを話す診察だよ。だって、診察券も E 君の名前でしょ。診察は E 君と先生の二人だけのお話で、それをお母さんに伝えるかどうかは二人で相談して決めることができるよ」

　と伝えました。すると、E 君は

「今でも友達にからかわれたことが夢に出てきます。全然眠れなくて、夜寝るのが怖くて、ずっと動画とかを見て起きています。こんなことなら、死んだ方が楽なのかなと考えてしまう」

　と話しました。この話は、E 君はお母さんにもしていませんでした。お母さんを心配させたくなかったようです。

● この事例について

神経発達症を持つ子どもの生きにくさ

　E 君は ADHD と SLD があります。神経発達症を持つ子どもは学校で合理的配慮を受けて過ごす子が多いですが、その特性は見た目では分かりにくいため、さまざまな困難にぶつかることが多いです。E 君はその特性により出来にくいことが、学校の友達からからかわれる原因になってしまっていました。

タッチ登校

　学校に行ってほしいか行ってほしくないかの二択であれば、ほとんどの親は行ってほしいと思います。それは子どもも分かっています。年々増える不登校対応のため、別室登校や相談室対応などは学校によって行っているところもありますが、E 君の学校はタッチ登校が出席扱いになっていました。タッチ登校も悪いことばかりではなく、学校や学校の先生に慣れていくことで、再登校につながることもたしかにあります。しかし、今回のタッチ登校の場合はお母さんの希望がとても強く、子どもと十分に話し合っていなかっ

たことにより、子どもが意見を言えなくなっていました。

本人との対話

　児童精神科では、特に思春期の患者さんは、親と子どもを別々で診察することが多いです。一方、E君のように自分のことをうまく説明できない場合など、親が一緒に診察室に入り、子どもに代わって主治医にいろいろな説明をすることも少なくありません。子どもの現状を知るために必要なことも多いのですが、子ども本人が自分の相談をしているという感覚は持ちにくいのかもしれません。思春期の子どもには、子ども自身が自分の診察であることを認識できるように、子どものための診察であることを説明することで、治療が進みやすくなることもあります。

◉ 実際の対応

　E君に、
「死んだ方が楽だという気持ちにまでなっていることは、すでに頑張りすぎて助けを求めている状態だよ。何も言わない方がお母さんは心配するよ。E君が言いにくかったら、先生からお母さんと話をしてあげる」
　と伝えました。本人からは、主治医から伝えてほしいとお願いがありました。そこで、お母さんには4年生の時にあった出来事がトラウマになっていること、5年生でクラスが変わって少しは楽になったみたいだけれど、トラウマが大きくこのまま通わせることが心配であることを伝えました。また、お母さんの許可を取り、学校の特別支援教育コーディネーターに連絡をしました。ちなみに、特別支援教育コーディネーターとは、困難な状態のある児童生徒に関わる人たちをつなぎ、相談し、児童生徒への支援に結びつけていく役割を持つ教員です。対象となる児童生徒に関わる校内の関係者の共通理解の徹底、個別の指導計画が実施されやすい支援体制の提案、そのほか必要な連絡調整を行います。各学校の校長が担当できる教員を特別支援教育コー

ディネーターに指名します。

　その特別支援教育コーディネーターに現状を報告したところ、後日支援会議が行われ、E 君は苦手な授業は特別支援学級を利用することにしました。お母さんは特別支援学級の利用に関して、以前は少し消極的だったそうです。しかし、E 君が特別支援学級の方が過ごしやすい、これなら通えそうだと話してくれ、お母さんは

「通常学級にこだわっていたのは私の方かもしれません。本人が元気になってよかった」

　と話していました。

　E 君は 6 年生からは特別支援学級に転籍し、今は学校にも通うことができています。

☞ **キーワード**
- 神経発達症（ADHD、SLD）(第 2 章 - 11；p.99)
- 不登校 (第 2 章 - 2；p.61)

推しの YouTuber がいなくなった……

Fさん

　12歳のFさんは小学6年生の女子です。Fさんは7歳上の兄と両親との4人暮らしです。両親は共働きで忙しく、Fさんは小さい頃から、おばあちゃんに学校のことを相談したり、夕食を作ってもらったりしていました。小学3年生の時におばあちゃんが病気で寝たきりになってしまい、そのあとは年上のお兄さんがFさんの面倒を見てくれていました。

　小学6年生になる年に、お兄さんは大学進学で自宅から離れてしまいました。この頃から、家族で話をしたりご飯を一緒に食べたりすることが少なくなっていました。学校には登校していましたが、学校の話を親にすることはあまりありませんでした。

　小学6年生の夏休みのある日のことです。お母さんが仕事から家に帰ると、いるはずのFさんが自宅にいません。Fさんにはスマホを持たせていましたが、連絡が取れません。お母さんは心配しすぎてパニックになり、警察に連絡をして、そこら中を探し回りました。その日の夜9時頃、お母さんが自宅から少し離れた川の前で、流れの速いその川に今にも飛び込もうとしているFさんを見つけました。お母さんは慌てて本人を止めましたが、目がうつろで焦点が合わない状態だったそうです。自宅に連れて帰り、休ませていると、Fさんが起き上がりました。Fさんはどうして川の前にいたのか、そしてどうやってそこまで行ったのかを覚えていませんでした。とても心配になったお母さんが各方面に相談したところ病院受診を勧められ、児童

精神科を受診しました。

　診察の時、Ｆさんはしっかりと受け答えができました。しかし、当日のことを聞いても、

「特別なことがあったわけじゃない。どうして川の前にいたのか記憶がない」

　と言っていました。記憶がなくなったということで、脳に何か異常はないか、頭部MRI検査や血液検査をしましたが、特に異常はありませんでした。また同じようなことが起きるかも、と心配もあったので、次回受診の約束をして、経過を見ることにしました。その後は同じような症状は出ないものの、2学期からＦさんは登校ができない日が極端に増えていました。お母さんは学校に行けないことを心配していましたが、診察の場ではお母さんの心配はＦさんにとって負担になると考え、母子別々の診察を続けていました。

　あれから記憶がなくなる症状は出ず、Ｆさんとはいつもたわいもない会話が中心の診察が続いていました。12月の診察時には、Ｆさんは主治医に少し慣れたのか、自分の悩みを話してくれました。Ｆさんは来院する時はとてもかわいらしい格好とメイクをしていますが、それは自分の顔に悩みがあるからだと言います。同級生と比べて、目が一重で顔がかわいくないと思っています。Ｆさんは、悩んだ末、学校にこっそりメイクをしていくようになりました。しかし、そうするとよけいに周りの子はメイクをしていなくてもかわいいと感じるようになり、ますます同級生と自分とは違うと感じるようになりました。ちなみに、ＦさんはメイクをYouTubeで学んでいました。お気に入りのYouTuber（ユーチューバー）がいたのです。そのYouTuberがメイクの配信をしはじめた理由とＦさんがメイクをする理由が似ていたので、Ｆさんのこころの支えになっていました。しかし、ある時そのYouTuberが、詳細は公表されていませんが、急逝してしまいました。それはＦさんが6年生の1学期のことでした。

　Ｆさんは、自分が急に家からいなくなったことは、本当に覚えていないと言います。しかし、そのYouTuberについて聞くと、「上手にメイクして、

すごくきれいな状態で死ぬっていうことが、うらやましい」と話していました。

● この事例について

解離症状

　Fさんの記憶をなくす症状は、解離症状といって児童精神科医はもちろん、精神科医ならば誰もが遭遇する症状です。解離症状はストレス関連疾患との関与が高いことが知られています。Fさんの場合は、ストレス関連疾患として、自分の顔がかわいく思えないといった醜形恐怖症がありました。また、家庭環境として両親と過ごす経験が少ないことは、関係がないとは言えません。

自殺報道

　Fさんは、川に飛び込もうと──まさに入水自殺を起こそうと──していました。Fさんの中では、死が「きれいなままで死ねる」といった憧れに変わっていて、死に対する恐怖が薄れていました。これは、その前にあったYouTuberの自殺報道との関連もあると思われます。いくつかのピースが掛け合わさり、死への憧れが自殺企図にまで進んでしまった事例です。

● 実際の対応

　Fさんには外来受診を続けてもらっています。診察ではFさんの話を聴くことが中心です。自分の顔のことを話しますが、あまりおおげさな対応は取らないようにしています。自分の顔についてメイクで努力していることに関しては頑張っていることを支持し、自分の顔を否定することについては
「先生はそんなふうには感じないけど、Fさんはそう思っているんだね」
　と強い否定はせずにFさんが自分を評価できる考えを持てるような支援

を心がけています。また、外来通院は必ずお母さんが送迎をします。お母さんは F さんが元々しっかりしていたので、これからどのように関わったらいいのか、と最初は対応に悩んでいました。一緒に通院をして F さんを支えていくことは、今までの親子関係ではお母さんがしてこなかったことです。病院受診は親子が長い時間をかけて来る道中での関わりもプラスの要素があります。

☞ **キーワード**

- 自殺報道のウェルテル効果（第 2 章 - 4；p.71）
- 恐怖症、醜形恐怖（第 2 章 - 10；p.95）

コラム 「解離」という精神現象

「解離」という症状は、思春期の精神的な特徴としてよく認められる、無意識的な防衛機制の一つであるとされます。ただ、解離という言葉は実際にはさまざまな文脈でいろんな意味で用いられることが多いです。精神症状として「解離症状」と言ったり、病名として「解離症」を指したり、このコラムの冒頭に説明した心理的防衛のメカニズムを意味したりします。

病名としての解離症は、ICD-11——世界保健機関（WHO）の「疾病及び関連保健問題の国際統計分類」第11版——の基準では、右の表のようになっています。

解離性健忘は、重大な災害や事故などの生命に危害が及ぶ場合や耐え難い喪失体験などに遭遇すると引き起こされることがあり、その時期の出来事を覚えていないという状態になります。解離性遁走は普段の生活の場である自宅や学校から突然いなくなり、遠く離れた場所を放浪するもので、その時に自分のことを思い出せないけれど、思い出せないことに疑問や不安を抱かない、といった特徴があります。そして、解離性同一性症は最も重篤と考えられていて、同一人物のなかに複数の人格があり、そのうちの１つが個人の言動を支配するといったもので、1990年代までは多重人格障害と呼ばれていました。

空想と解離は、慢性的なストレス状況におかれた子どもにとっては唯一の実行可能な逃避行です。実診療では、頭の中にイマジナリーフレンド（想像上の仲間、空想の遊び友達）がいると話してくれる患児がとても多いです。このイマジナリーフレンドがコントロール不可能になると解離性同一性症になるともいわれています。

児童精神医学の分野では解離は非常に大事な概念で、幼少期の虐待やいじめなどの深刻なトラウマが根底にあることで、非常に発症しやすいとされます。一方、空想の世界へ入り込むことや、何かに没頭することも広い意味では解離であり、誰にでも起きる正常な解離です。正常な解離と病的な解離は

表 1　解離症の分類（ICD-11 による）
・ 解離性神経学的症状症
・ 解離性健忘
・ 解離性遁走
・ 憑依・トランス症
・ 解離性同一性症
・ 離人感・現実感喪失症
・ その他の特定の解離症

ICD-11 for Mortality and Morbidity Statistics より筆者作成

明らかに違うものですが、思春期においてはそこまでの重度のトラウマがなくても、軽度の解離を起こすことが昨今増えてきているともいわれています。

毎月気持ちがすごい落ちる波が来ます

Gさん

　Gさんは専門学校に通う19歳の女性です。公務員の父親とコンビニにパート勤務している母親、3歳上の姉との4人暮らしで、家族関係はとても良好です。Gさんは地元の小学校、中学校と進学しました。

　Gさんは中学1年生の時から、時々気分が沈むことがあり、学校を休むこともありました。ずっと休むわけではないので、両親も様子を見ていました。中学は卒業し、高校にも進学できました。しかし、高校で気分の落ち込みがより強くなり、自分を傷つけるようになりました。傷つける場所は、最初は手首でした。お母さんが手首の傷を見つけ、強く叱責したところ、手首をカッターナイフで傷つけることはやめました。しかし、服で隠れて目立たない場所を切って傷つけたり、ピアスを目立ちにくい耳の上の方や鎖骨付近にたくさんあけたりするようになりました。

　高校1年生の時、Gさんは両親に付き添われて児童精神科に来ました。初診の時に、どうして自分を傷つけるのか理由を聞くと、

「自分のことを大事に思えないから、傷をつける。傷つけて痛みがあれば楽になる」

　と言っていました。

　実は、Gさんのお姉さんは、重度の知的発達症です。Gさんが小さい頃から両親はお姉さんの生活支援も一生懸命していました。ただ、両親としてはGさんに手をかけられなかったというわけでもないし、また、Gさんもお姉

さんのことで不満をぶつけてきたこともなかったそうです。G さんにお姉さんの話題を振っても、仲がいいと話してくれます。主治医としては、あまりにもお姉さんに対する葛藤がないことが、少し気になっていました。もしかしたら、そういった思いをこころの底に置いているのではないか、そう感じたのです。

　それからも、診察では明らかな落ち込みは見せませんが、自分を傷つけていることは続いているようでしたので、定期的に通院をすることを勧めました。

　約 1 カ月後の受診時、G さんは

「前回話したから、すっきりしました」

　と話し、今回の受診までの間は自傷行為もなかったようです。これを聞いて主治医も少し安心して、次の予約は数カ月先にしました。

　次の受診時、

「あれから、うつになることがあって、その期間は何もする気が起きなくて、何もできなかった。今は少しましです」

　と話しました。うつになったという話には心配しましたが、自力で精神的な問題を解決できたことを評価して、受診の間隔は変えずに予約をしました。しかし、次に受診したときは、明らかな抑うつ状態となっていました。ピアスの穴も多くなっており、自傷も増えていました。うつ病の可能性があると考え、両親と本人にも説明し、薬物治療の必要性も考えなければいけないことを説明しましたが、薬の治療には不安も訴えたため、ひとまず受診頻度を短期間に変えて様子を見ることとしました。その次の受診時には、また状態は良くなっていました。うつ病ではなく、双極症（双極性障害、躁うつ病）の可能性もあると考え、今までの気分の変動に関して聴取しました。すると、1 カ月の中で短いスパンで精神的なしんどさが増え、それが生理前に集中していることが分かりました。月経前症候群（PMS）の可能性も考え、産婦人科の受診を本人・両親に勧めましたが、両親は G さんを産婦人科に連れていくことには抵抗があり、実現はしませんでした。

この事例について

きょうだい児

　きょうだい児とは、病気や障害のある兄弟姉妹を持つ子どものことを呼びます。Gさんもお姉さんに対する心理的負担があると考え、その影響から孤独を抱え込んでいるのではないかと推察しました。この推察が合っているかどうかはまだ分かりません。

月経前症候群（Premenstrual Syndrome：PMS）

　メンタルの問題は1つの原因ではなく多数の原因が重なり合って起こることがほとんどですが、このPMSはGさんのメンタルには相当影響していたように思えます。普段から産婦人科の医師との連携が必要であると感じました。

実際の対応

　Gさんは定期的な通院を続け、高校を卒業して専門学校に入学しました。専門学校に通い始めてからは一人暮らしを始めました。通院は継続して話を聴いてほしいとGさんが希望し、一人で来院するようになりました。また、前に気持ちの変化と生理が関係あるかもしれないと主治医が指摘したことをGさん本人は気にしていて、やっぱり産婦人科に行ってみたいと相談がありました。今回は反対する親もいないし、自分だけで病院に通院できると話してくれたので、紹介状を書きました。産婦人科の担当医は月経前症候群（PMS）の可能性が高いと判断して、低用量経口避妊薬（ピル）による治療を開始しました。最初に処方されたピルは体にあまり合わなかったみたいですが、ピルの種類を変えると、生理前のイライラや気分の変動はかなり少なくなりました。

「楽になった。やっぱり病気だったと分かってよかった」

とGさんは言っていました。

Gさんは年に数回は親元の家に帰っています。家ではGさんの両親とお姉さんが一緒に暮らしています。専門学校2年生に進級し、Gさんの調子がいいことを確認して、自分の気持ちを振り返ってもらいました。そこでは、「今は新しい友達や彼氏もできたし、資格や検定にもチャレンジしているし、毎日充実している。最近、お父さんもお母さんも仕事がすごく忙しいんですよ。お姉ちゃんも毎日作業所に通っていますよ。家族みんな頑張ってるみたいです。自分の落ちる気持ち、自分を大事と思えない気持ちはなくなったわけじゃないけど、表に出てこなくなっている。また出てきそうになったら話しますね！」

と明るく話してくれました。主治医の見立てとしては、家から離れたことで、以前のように自傷の上に家族を心配させて巻き込むこともなく、距離がうまく取れているのではないかと感じています。ただ、これは主治医の一方的な主観かもしれません。ですので、主治医の見立てをGさんに伝えることはせず、見守っていくことを続けようと思っています。

☞ **キーワード**
- 月経前症候群（第2章-10；p.95）
- きょうだい児（第2章-7；p.81）

第**8**話

コロナにかかったから
学校についていけなくなった
Hさん

　12歳のHさんは小学6年生の女子です。Hさんは学校では金管バンド部に所属しており、活発な性格です。小学5年生の時に、Hさんは新型コロナウイルスに感染してしまいました。Hさんが治っても、家族が次々と感染したため、外にもあまり出られない時間が長く続きました。結局1カ月近く学校を休んでしまいました。

　小学6年生になって、いったん影を潜めた新型コロナウイルス感染症が再流行して、Hさんも再びかかってしまいました。1週間学校を休んだ後、新型コロナウイルスの検査は陰性になりましたが、体調がなかなか良くならず、学校に行けなくなりました。家族がHさんに聞いても、なんで体調が悪いのか分からない、学校に行きたくても行けない、と言います。これは新型コロナウイルス感染症の後遺症かもしれないと思い、小児科を受診しましたが、身体には大きな異常がないことから児童精神科を紹介されて受診しました。

　Hさんは診察時、体調が悪くて学校に行けないことを話していました。お母さんも同席していて、新型コロナウイルスの影響で起きる症状をたくさん調べてきていました。後遺症に対する治療を専門とするクリニックにも受診したことがありました。さまざまな治療をされていましたので、新型コロナウイルス関連の相談はすでにしっかりしていて、ここ（児童精神科）で出来ることは少ないと感じました。実際、Hさんたちの主訴は、後遺症を治療し

てほしいという希望だけです。そこで、なぜ児童精神科を受診したのか聞いてみました。すると、お母さんは

「学校でも相談したのですが、病院を受診してくださいと言われました。しっかり診てもらった方がいいと言われ、こちらに行きなさいと言われました」

　と言いました。どうやら、学校側の見立てと家族の見立てが違うような気がします。学校側が児童精神科に行くように指示した理由は、やはり何らかのストレスを心配しているからではないかと思いました。子どもはストレスを感じ取ったり、それを言語的に表現したりすることは難しいことが多いです。H さんもそのような状態ではないかと仮説を立てましたが、あまり上手に説明できなかったせいか、ご両親は主治医の説明はどうも腑に落ちないようで、相談だけで診療は終了になりました。

　それから数カ月して、お母さんから連絡がありました。H さんが死にたいと言ってきたそうです。詳しく聞きますと、H さんは 5 年生の時、自宅療養している間に、スマホを自由に自宅で使っていたそうです。ゲームを中心に使用していたのですが、そこで知り合った自称高校生の男性と付き合うことになりました。ゲーム以外にも、H さんと男性は SNS を使って頻繁に連絡を取り合うようになり、写真なども送り合うようになっていたそうです。ある時、その自称高校生が H さんに、付き合っているのだから裸の写真を送ってと言ってきました。もちろん断りましたが、何度も頼まれるので、ついに送ってしまったそうです。後で調べてみると、それは犯罪になることを H さんは知りました。また、お母さんがこのことを知り、スマホは制限されることになりました。H さんは、彼氏に連絡が取れなくなったことから、その裸の画像がどのように使われているのか、とても心配になっていたようです。

● この事例について

SNS 被害

　SNS に起因する児童生徒の被害は、スマホが普及すると同時に増加しました。特に自画撮り被害は未成年で問題となっており、現在は裸の自画撮り画像を未成年に要求するだけでも青少年保護育成条例違反に当てはまります。

ネット依存

　新型コロナウイルス感染症拡大による在宅時間の増加により、ネット依存が深刻な問題になりました。H さんも、自宅に一人で過ごす時間の寂しさから、このような事態になってしまいました。SNS のように未成年であってもプライバシーを守ることが優先される物事の場合、トラブルが起きたときに保護者が気づきにくいことが問題を大きくします。

● 実際の対応

　H さんのお母さんは、最初はコロナの後遺症であることを疑わず、病院への通院を一度、終診しています。それでも、子どもが危険にさらされたときに、すぐに相談に来てくれたことに関して、よく連絡をしてくれたと、お母さんをねぎらいました。そして、今回のことについて聞くと、H さんは大きな出来事になってしまったことを後悔していましたが、スマホの制限のため、友達に相談することができなかったので、不安が強くなったと言っていました。主治医からは、「子どもだけで解決できることもあれば、そうではないこともある。心配なことが大きすぎる場合は、大人に相談すること」という旨を伝えました。

　お母さんには、警察の少年課にも相談に行ってもらうようにしました。今回の出来事は性被害の一環であると考え、多職種での本人のケアが必要と思

ったからです。警察で本人のこころのケアをしてもらえるように、少年課の担当職員には主治医の方からも連絡しました。ただ、病院の通院に関しては主治医が男性医師であったため、このことはおそらく本人が話せなさそうだとお母さんから相談がありました。そのため、女性の児童精神科医がいる病院へと紹介することになりました。

☞ **キーワード**

- SNS 被害 (第 2 章 - 5；p.74)
- 新型コロナウイルス感染拡大の影響 (第 2 章 - 8；p.85)

死んだ方がよかったと思ったけど
生きててよかったと思う

Iさん

　Iさんは中学2年生の女子です。Iさんは母親と姉との3人暮らしです。お父さんとお母さんはIさんが4歳の時に離婚しました。

　Iさんのお母さんは、Iさんが幼い頃から、育てにくさを感じていました。2歳から保育園に通っていましたが、食事をあまり食べなかったり、友達とけんかしたりして、保育園の先生からお母さんも注意されることが多かったそうです。その頃から、両親は子育てに関してけんかが絶えませんでした。Iさんの前でもかまわず言葉だけではない手も出るけんかをしていたようです。Iさんは今でも、当時の様子を覚えていると話していました。両親が離婚してから、お父さんは隣町にておばあちゃんと暮らすようになり、Iさんは時々会って食事をしたりすることがありました。

　お母さんは小さい頃から、Iさんに育てにくさを感じていましたが、決定的だったのは小学5年生の時でした。Iさんは近くのコンビニの壁に友達の悪口を落書きし、万引きもしていました。Iさん親子は、悪口を落書きした友達の保護者とコンビニ店長に呼ばれ、注意をされました。この一件でお母さんは肩身が狭い思いをし、Iさんにより厳しく接するようになりました。

　小学6年生の時、お母さんがIさんの部屋を掃除していると、ノートに「みんないい子なのは本性？　私は嘘で固められている。私の本性は知られると嫌われる」と書いているのを見つけました。この頃、周りの子とうまくいかない様子は実際にありましたが、Iさんがお母さんと学校のことを話す

機会はあまりありませんでした。

　中学２年生の時、お母さんと口論になった後、Ｉさんは「死んでやる」と言いながら、洗面所に置いてあった漂白剤を飲んでしまいました。救急車で搬送され、救急処置をされた後、Ｉさんは小児科病棟に入院となりました。小児科担当医が聞き取りをすると、Ｉさんは本当に死にたかったと訴えました。担当医は「子どもが死にたいと思い、行動に出てしまうということは、本当につらい思いを抱えている。こころの専門家に診てもらう必要がある」とお母さんに説明し、児童精神科の受診につながりました。

　まずはＩさんだけを診察しました。本人の緊張も強かったので時間をかけて、ゆっくり発言を待ちました。すると、Ｉさんは

「お母さんのことで困っている。でも、お母さんの方もそうだと思う」

「お母さんとのけんかが多くなると、お父さんのところに行く」

　と話してくれました。今回の漂白剤を飲んだことは、お母さんのことが関係あるのかな？　と聞くと、

「関係してないわけがない」

　と少し怒ったように話しました。

　怒りを鎮めるためにも、何気ない話をしようとすると、Ｉさんは好きなアイドルの話をたくさんしてくれました。

「お母さんにはこんな話はしていないな。毎日怒られることの積み重ね。時々爆発するんだ。学校から早く帰って寝てた。本当に疲れたから寝てたのに、すごく怒られた。怒ったあと、家から出ていくとお母さんに言われた。毎日こんな話ばかり。すごく短気で理不尽。部屋に入ってきて布団とかはがされる。もういいって言って、本当にお母さんが家からいなくなった。私は死にたいと思ってリビングで（漂白剤を）飲んだ。お母さんが救急車を呼んだ。お母さんは日によって態度が違うんだ。死んだ方がよかったと思ったけど、生きててよかったとも思った」

　主治医がどうして生きててよかったと思ったのかを聞くと、

「入院しているときは、お母さん優しかった。退院したら前に戻ったけど」

　と話してくれました。

　次に、お母さんに話を聞くと、

「もう、私とは難しいと思います。学校では問題ないと言われている。それなのに、家ではうまくいかないっていうのは、どういうことなんでしょう。私は信頼されていないんです」

　と語りました。

　Ｉさんの話を聞く限りは、お母さんを本当に嫌いだったり、お母さんとの関係をあきらめたりはしていません。お母さんの問題を語りながらも、期待する部分もあります。両価性があると思いました。小さい頃からの愛着形成に少しゆがみがあるのだろうと思います。今回、大きなことがあったため、定期的な通院を勧めました。

● この事例について

逆境的小児期体験（Adverse Childhood Experiences : ACEs）

　ACEs とは、小さい頃に虐待された経験や、機能不全家族との生活による困難な体験のことで、10 個の項目（→ p.69、図6）に分けられます。Ｉさんの場合は、両親の離婚や子どもの前での夫婦げんか（面前 DV、DV ＝ ドメスティックバイオレンス）、そしてお母さんのＩさんに対する情緒的ネグレクトがありました。ACEs に当てはまる数が多ければ多いほど、子どもが大きくなった時の精神的問題が増えるといわれています。

思春期の心理

　Ｉさんには両価性（アンビバレンツ）がありました。ただ、両価性とは思春期ではよく見られる特徴です。両価性とは、怒りと甘えといった両極端で一見矛盾した特徴をどちらも同時に表現することです。Ｉさんはお母さんを嫌う反面、どこかでお母さんを好きであるのだと感じました。思春期は親からの自立と親への依存の間で揺れる時期なので、両価性が高まります。一

方、お母さんはＩさんに対して、小さい頃から愛着が持てなかったという気持ちがありました。Ｉさんの両価性に気づきにくいのも、この影響があるのかもしれません。

● 実際の対応

　2回目の診察時もお母さんが同伴していましたが、すでにＩさんはお母さんとは別居し、お父さんのところに引っ越していました。Ｉさんは、
「お母さんにはもう、無関心になった。そうしたら、そこまでイライラしなくなった」
　と言いました。お母さんはＩさんのことを、「一緒にいないからどんな状態か知らない」と話します。お父さんは仕事のため、児童精神科にはお母さんがＩさんを連れてくることになりました。母子のつながりをなくしてはいけないと思い、通院は続けるように説明しました。
　Ｉさんは中学3年生になりましたが、学校に行けない日が増えてきました。Ｉさんは、
「私は全てのことから逃げてきた。今は一緒にいるのはおばあちゃんとお父さん。でも、自分のことは話せない。家で泣いていると、お父さんもおばあちゃんも何も言ってこなくなった。人生やり直したい。話を聞いてくれるのは、お母さんだけだと思う。でも、現実を見ると死にたい」
　と話してくれました。Ｉさんはお母さんにまだ期待していて、SOS を出し続けています。医療機関として、どのようにＩさんを支えていけるのか、悩むことが続いています。

☞ **キーワード**
- ACEs、機能不全家族（第2章 - 3；p.66）
- 思春期の友人関係（第2章 - 2；p.61）

第10話

同級生との距離感が うまくつかめない

J君

　J君は中学1年生の男子です。J君は出生時に大きな異常はありませんでした が、幼い頃からかんが強い子で、健診など人の多い場所では大声で泣く ことが多かったそうです。幼稚園から行きしぶりがあり、小学校入学後も続 いていました。友達は少なく、放課後に誰かと遊ぶことはほとんどありませ んでした。電車が好きで、おもちゃの列車でよく遊んでいました。好きな遊 びなら他の子どもと楽しく遊べるかもしれないと両親は考え、知り合いに相 談して、電車が好きな同世代と遊ぶ機会をつくりましたが、J君は電車の知 識を一方的に話すばかりで、やはり友達と遊ぶということはしませんでし た。

　心配になった両親は児童精神科で相談することにしました。そうして小学 2年生のJ君を診療することになりました。J君は友達にあまり興味がなく、 友達と遊びたいとは言いません。それどころか、他人と楽しみの共有をする こともありません。学校の休み時間はいつも本を読んで過ごしているようで す。両親は友達をつくった方がいいことをいろいろな角度から勧めてきまし たが、J君は誰かと話したいという気持ちがあまりありません。友達をつく るメリットなどについても、やはり興味はなさそうです。また、自分のやり たいことができないと大声で泣くといった年齢にそぐわない行動や、好きな 電車に関しては電車を走らせて遊ぶよりも、時刻表が好きでさまざまな電車 の時刻表と駅名を覚えているなど、強いこだわりがありました。

　生育歴と現在の特性から、Ｊ君は自閉スペクトラム症（ASD）である可能性が高いことを両親に説明しました。両親は納得しました。Ｊ君はこだわりが強いため、クラスでも友人関係において柔軟に対応できるか心配であり、発達段階に応じてアドバイスをする必要があると考え、定期的に通院してもらうことにしました。

　小学生の時は同級生の気持ちを読むことが苦手で、相手が嫌がっていることに気づけずにぐいぐい関わりに行くため、クラスでも孤立気味でした。対人関係のトラブルがあるたびに、お母さんは本人に、「このようなことをすれば、相手はこう思う」といった相手の感情や思考を伝えてきましたが、十分に理解していなかったようです。Ｊ君は孤立したまま卒業を迎えることになってしまいました。両親は新しい場所でＪ君の生活を再スタートさせたいという思いから、引っ越しをして隣町の中学校への進学を決めました。

　中学生になったＪ君は、まじめに学校に通い、行きしぶりもありませんでした。ある日、たまたま前の席になった女子生徒が、Ｊ君と同じ電車のキーホルダーをカバンにつけていました。それを見てＪ君は同じ趣味を持っていると嬉しくなったようです。休み時間に、その女子生徒に話しかけましたが、内容は電車の知識や自分の興味、キーホルダーを手に入れた経緯などを一方的に伝えるのみでした。女子生徒はＪ君に「うざい」と言って避けるようになりました。Ｊ君は「うざい」と言われた理由が全く分からず、その上、好きな電車のことも悪く言われた気がして、次の日もその後もずっとうざいと言った理由を教えてほしいと女子生徒に訴え続けました。直接聞いても教えてくれないため、スマホのSNSを使って、女子生徒に理由を聞き続けました。

　女子生徒はしんどくなってしまい、SNSでのＪ君とのやりとりを画像で保存し、友達と共有できるようにして、Ｊ君を批判するさまざまなコメントをつけたところ、すごい勢いで拡散されました。そして、Ｊ君の行動は誰もが知るところとなりました。このことを知った一部の同級生の中には、Ｊ君のことを直接からかう子もいました。SNSの問題は、担任の先生の耳にも

入りました。担任は女子生徒に、個人のSNSのやりとりを意図的に拡散した今回の行為はいじめであるとはっきりと伝えて注意しました。女子生徒は反省したようですが、一方で、担任に、J君がこれ以上関わってこないようにしてほしいと相談しました。担任はお互いSNSでやりとりをしないという約束を結ばせました。

　J君は診察室で、

「中学に入ってから失敗ばかりです。もしかしたら小学生の時からそうだったのかもしれない。同級生は僕のことを障害者だと言います。この病院に僕が来ている理由は障害だからですか？　それならば僕は生きている価値がないと思っています」

　と言い、自暴自棄になっていました。

● この事例について

自閉スペクトラム症（Autism Spectrum Disorder：ASD）

　ASDの主な診断基準には、対人コミュニケーションの質的な障害とこだわりが含まれます。J君はこの診断基準に合致しており、小さい頃から苦手だった対人コミュニケーションが中学生になり、より顕著に問題となりました。

　ASDは希死念慮を合併しやすいです。それは、二次障害といって神経発達症（発達障害）の特性が日常生活を困難にし、さまざまな精神症状が合併するためだといわれます。

● 実際の対応

　J君は自分のことを振り返って考えるといったスキルはまだ身についていませんが、理由は分からないながらも同じクラスの生徒から嫌がられていることは感じ取れたようです。今回のSNSのやりとりは拡散され広く知れ渡

り、直接関わっていない同級生が J 君をからかったことや、担任が SNS での やりとりを禁止したことも、傷つく体験となりました。

　J 君は ASD があり、他人の考えを想像することが苦手です。そのため、診察では J 君と同級生とのやりとりを客観視するため、相手の気持ちだけではなく J 君の気持ちや行動を客観的に分析し、どのような結果が生じたのか、振り返るような診察をしています。

　最後に、J 君は自分のことを「障害者」と言いました。障害と言われて喜ぶ人は少ないでしょうし、やはり現在でも障害という言葉が嫌がらせやいじめに利用されることは多いかと思います。人と違うことは全てが障害ではなく、個性の範囲内であることも多く、それが個人の特徴であれば「特性」という言葉も使います。J 君は生きている価値がないと追い詰められていました。そう思い込んでしまうことも特性の一つであることを説明しましたが、子どもが特性を受け入れて成長するためにも、医療者は寄り添い続ける必要があります。

☞ **キーワード**

- 神経発達症（第 2 章 -11；p.99）
- 自閉スペクトラム症（第 2 章 -11；p.99）
- ネットいじめ（第 2 章 -2；p.61）

「死にたい気持ち」を理解する 11 の気づきポイント

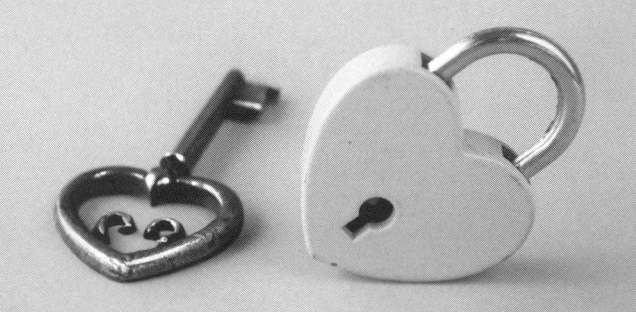

「3つの要因」からの気づき

　最近、児童精神科ではさまざまな診療科から患者さんを紹介されることが多いです。

　児童精神科が知られるようになってよかったと思う一方で、こんなこともあります。「体の調子が悪いと言って当病院に来られましたが、身体的には特に異常はありません。ストレスだと思いますので、そちらでカウンセリングをお願いします」といった紹介です。

身体的に異常がない ➡ 精神的な問題

という一方向での考えですが、これは部分的には正解です。
Bio-Psycho-Social モデルという言葉を聞いたことはあるでしょうか？
少し難しい話になりますが、

- **Biology（Bio）＝ 生物**
- **Psychological（Psycho）＝ 心理**
- **Social ＝ 社会**

と訳され、頭文字をとって BPS モデルと言います。
BPS モデルとは、アメリカの精神科医である、George Libman Engel が

1977 年に提唱しました（参考文献 1）。Engel は、それまでの医学の考え方であった、疾患は身体的なパラメーターで定義されるのだから、医師は心理社会的問題に関わる必要はない、という前提に問題があることを指摘しました。なんと、それまでは病気の原因と疾患が直線的な因果関係である、Biomedical-Model（生物医学モデル）と考えられていたのですね。この考え方では、

身体的に異常がない ➡ 病気ではない

となったかもしれません。

　さらに Engel は、心理的、社会的、環境的要因は生物学的要因とともに健康に影響を与えることを強調しています。

　BPS モデルは、患者さんを遺伝子や体の構造などの生物学的な面、気分や行動といった心理学的な面、生活する社会や文化などの社会的な面という 3 つの側面から包括的にとらえるというモデルです。うつ病を例にとりますと、職場環境により仕事の負担が重なることがきっかけで起きることもあれば、家庭内の不和や離別などから起きることもあります。これは明らかに心理的・社会的要因ですよね。また、治療においては抗うつ剤が一般的であり、これは脳内のセロトニン濃度を上げることで治療効果を得る、生物学的アプローチです。薬物治療以外にも、リワークといった職場復帰に向けたリハビリテーションプログラムもありますし、認知行動療法（cognitive behavior therapy：CBT）といった、自分の固まった考え（認知）や行動に働きかけて気持ちを楽にする精神療法も有効といわれます。このように治療は、生物学的アプローチに、心理学的アプローチや社会的アプローチを組み合わせて行うことが主流です。

　この考え方は、児童精神医学においても基本的な考え方になっています（図1）。

　3 つの側面それぞれに関してアセスメント（評価）することで、問題をさ

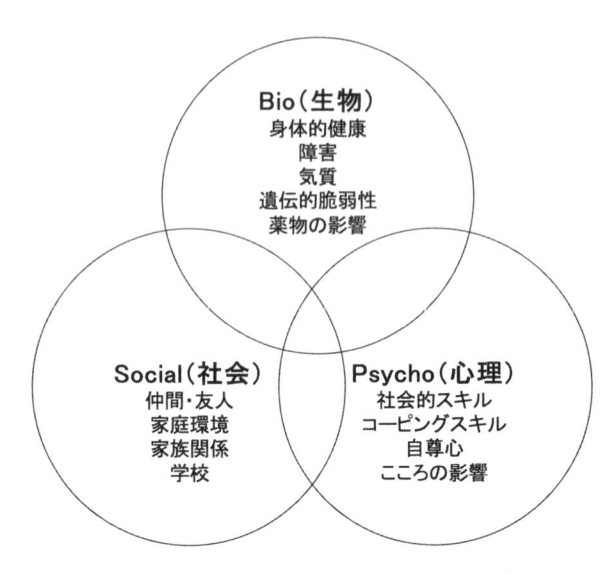

図1 BPS（Bio-Psycho-Social）モデル
Green BN, Johnson CD.（2013）. *J Chiropr Humanit*, 20（1）: 1‒8. を基に作成

まざまな視点からとらえ、治療や支援を検討・実行するための枠組みができます。

　最初の話に戻りますが、身体的な異常がないと判断できたら、すぐにストレスと決めつけず、心理的な問題や社会的環境を把握していく必要があります。この後にそれらを説明していきますね。

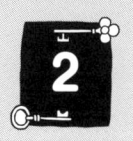

「学校の様子」からの気づき

　先ほどの BPS モデルで考えると、学校は Social になります。子どもは毎日の大半の時間を学校で過ごすため、社会的要因として必ず考えなくてはいけません。

　第 1 章の事例でもご紹介しましたが、日常診療において**「死にたい」の前兆として不登校になることは非常に多い**です。子どものこころの問題に関わる方であれば、必ず不登校のお子さんにお会いする機会はあると思います。

　不登校とは、「何らかの心理的、情緒的、身体的あるいは社会的要因・背景により、登校しないあるいはしたくともできない状況にあるために年間 30 日以上欠席した者のうち、病気や経済的な理由による者を除いたもの」と文部科学省で定義されています。

　文部科学省の令和 4 年度児童生徒の問題行動・不登校等生徒指導上の諸課題に関する調査結果では、令和 4 年度中の小・中学校における不登校児童生徒数は 29 万 9048 人（前年度 24 万 4940 人）であり、前年度から 5 万 4108 人（22.1％）増加しています。また、小学生の不登校児童生徒の割合は 1.7％、中学生は 6.0％となっています（図 2）。

　このように、不登校の数はこの数年で急激に増加しています。新型コロナウイルス感染拡大によるさまざまな状況の変化は少なからず影響しているでしょう。2020 年 2 月 27 日に全学校の閉鎖が指示されたことや、自宅待機や家族以外との接触制限などが要請されたこと、地域による差異はあります

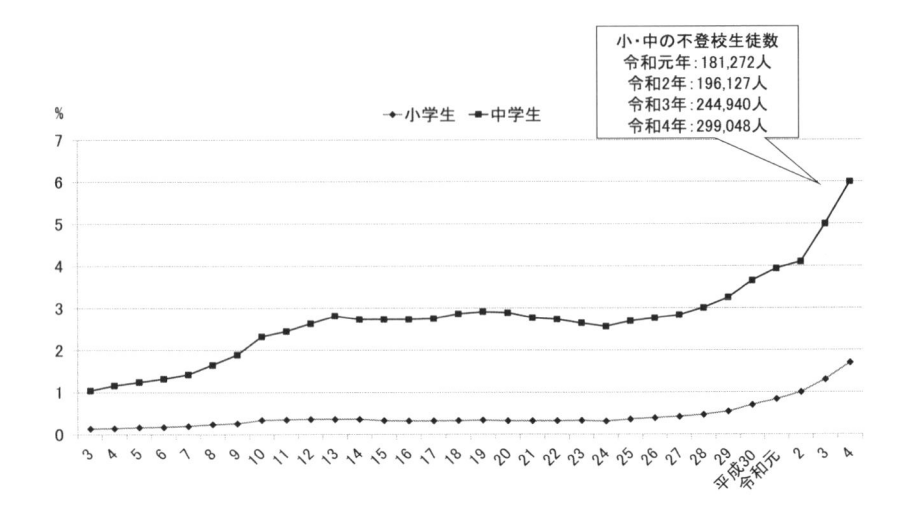

図2　文部科学省の調査による不登校の児童生徒数の推移

令和4年度　文部科学省「児童生徒の問題行動・不登校等生徒指導上の諸課題に関する調査」を基に作成

　が、それは新型コロナウイルス感染症が5類感染症に移行した2023年5月までほぼ継続された出来事です。子どもたちはさまざまな学校生活の機会を喪失し、課外活動や余暇活動も制限されました。このことによる精神的な影響は計り知れません。実際、子どもには精神的な悪影響が起きたことが示されています（参考文献2）。

　また、文部科学省は同じ調査で、不登校になった原因についても調べています（図3）。

　こちらでは無気力・不安が過半数を占めています。いじめを除く友人関係をめぐる問題が9.2%です。そして、いじめが要因になった、という項目はありませんね……。実は、いじめが主たる要因である生徒は0.2%という結果であり、非常に少ないことが報告されています。

　例えば、第1章第2話のBさん（→p.14）は学校で転校生の子とうまくいかず、同級生からも疎遠になってしまいました。学校の先生は、これを把握

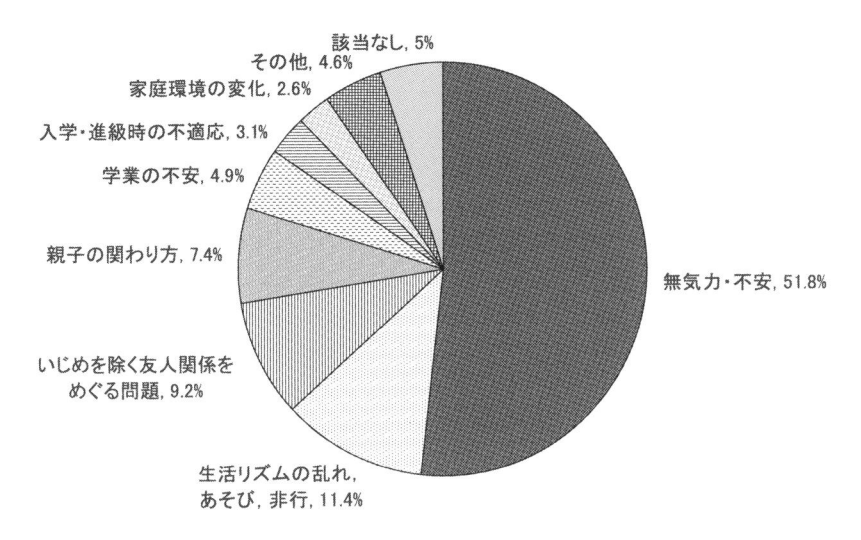

図3 文部科学省の調査による不登校の主たる要因

令和 4 年度 文部科学省「児童生徒の問題行動・不登校等生徒指導上の諸課題に関する調査」を基に作成

したとしても、いじめではない友人関係が不登校のきっかけと考えると思います。

　しかし、いじめが不登校の原因の 0.2% という結果に、完全に納得できる人は、少ないのではないでしょうか？

　そう、これは学校の現場に聞いた調査なのです。

　同じ文部科学省において、視点を変えた調査があります。不登校児童生徒の実態把握に関する調査です。この調査は 2020 年 12 月に、小学 6 年生 6080 人（3498 校）と、中学 2 年生 1 万 5929 人（3663 校）を対象に、児童生徒および保護者に対して行っています。その結果、不登校のきっかけが「友達のこと（嫌がらせや、いじめがあった）」と回答したのは小学生 25.2%、中学生 25.5% でした（図4）。

　こちらの結果では、家族や親によるものも少なくはありませんが、上位を占めるものは先生のこと、身体・生活リズムのこと、友達のこと、勉強のこ

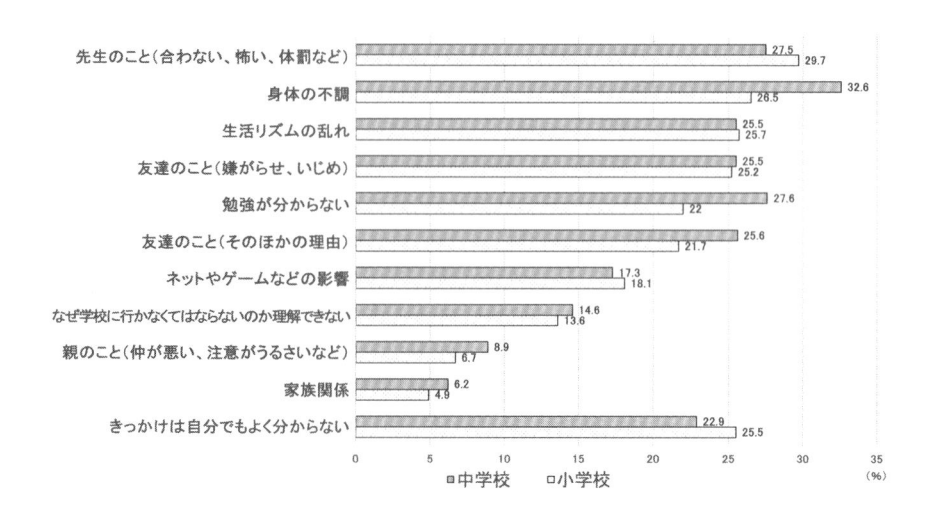

図4　児童生徒から調査した不登校のきっかけ（複数回答）
令和3年10月 文部科学省「不登校児童生徒の実態把握に関する調査報告書」を基に作成

とになっています。やはり学校に関わる問題は子どもたちの中ではとても大きいことが分かります。回答は複数回答ですし、先ほどの調査と単純な比較はできるものではありませんが、生徒である子どもたちと学校の先生方は、同じ不登校という事象でも、主観的に見えているものが少しずれているのではないかと感じてしまいます。

　さらに、昨今はインターネットの利用拡大から、子どもでもネット利用率は高まっています。そこからいじめにつながるようなことも起こりやすくなっています。子どもが友達同士のやりとりで、SNSを使った攻撃を受け、こころが傷ついてしまうことは日常的に見聞きすることです。第1章第10話のJ君（→p.52）はSNS被害を受けましたが、SNSを使って攻撃をした同級生は、いじめにつながるといった意識は少なかったように思います。SNSは軽い気持ちで使っても大きな影響を与えてしまうことがあります。

　文部科学省による調査では、いじめの認知件数に関しても調べており、「パソコンや携帯電話等で、ひぼう・中傷や嫌なことをされる」というネッ

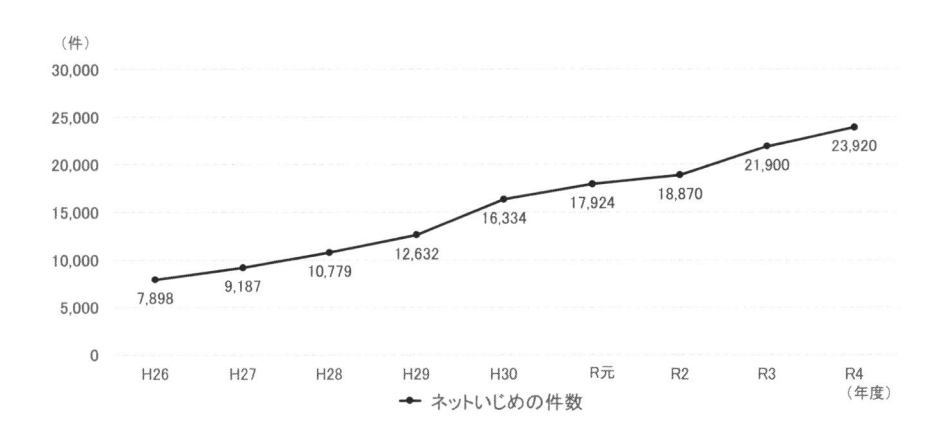

図5 ネットいじめについて

令和 4 年度 文部科学省「児童生徒の問題行動・不登校等生徒指導上の諸課題に関する調査」を基に作成

トいじめに関しても調査をしています。その件数は年々増加していることが分かります。ただし、この調査は学校や教育委員会による調査の結果です。先ほどの調査でも、いじめに関しては教職員の認知と当事者である児童生徒の主観と、少しずれがあるのではないかと説明しました。そんな学校での調査ですので、ネットいじめの実態はこれよりもずっと多くの子どもたちに起きているのではないかと推察します（図5）。

　第 1 章の A さん、B さん、C さん、E 君、H さんは不登校を経験しています。どの子もたった 1 つの理由で不登校になっているわけではありません。不登校には、たくさんの理由があって当然なのかもしれません。

「家庭の様子」からの気づき

　死にたい気持ちの原因に、家庭での様子を聞き取ることは必須です。先ほど、子どもたちの思いと大人の主観がだいぶ違うことに気づきましたよね。ですから、家庭の様子を聞き取るときも、保護者と本人と、それぞれの視点から確認することが必要になります。

　第1章第1話のAさん（→p.10）は勉強のことですごく悩んでいました。親が子どもに勉強を強いることについては、どう感じますか？

　もちろん、子どもが大事だから言っているのです。

　親の視点に立てば、勉強をするとよりいい大学、よりいい就職など、将来が明るくなります。また、親は子のこれからの人生全般についてプラスになると思って言っています。人生が幸せになるという価値観は、それだけではないはずなのですが……。さらには、その目標達成は親にとっても、「いい親」という自身への評価につながると感じてしまい、親がエキサイトしていく原因にもなります。

　その親の気持ちが一方通行になってしまうと、子どもに思いは届きません。

　Aさんは、勉強ができなくて落ちこぼれになった私はいらないと思われている、と話しました。その思いが強くなると、実際は親がそう思っていなくてもAさんの中で自分の考えが「事実」になってしまいます。

　近年、このような親の価値観に基づく教育方針の押しつけに、子どもの心

表 2　虐待の種類および内容、種類別相談件数

種類	内容	相談件数
身体的虐待	殴る、蹴る、叩く、投げ落とす、激しく揺さぶる、やけどを負わせる、溺れさせる、首を絞める、縄などにより一室に拘束する　など	23.6% 5万1679件
性的虐待	子どもへの性的行為、性的行為を見せる、性器を触るまたは触らせる、ポルノグラフィの被写体にする　など	1.1% 2451件
ネグレクト	家に閉じ込める、食事を与えない、ひどく不潔にする、自動車の中に放置する、重い病気になっても病院に連れて行かない　など	16.2% 3万5556件
心理的虐待	言葉による脅し、無視、きょうだい間での差別的扱い、子どもの目の前で家族に対して暴力をふるう（ドメスティックバイオレンス：DV）、きょうだいに虐待行為を行う　など	59.1% 12万9484件

割合は令和 4 年度児童相談所における児童虐待相談対応件数（速報値）より抜粋

身が耐えられる限界を超えてしまうことが起こっています。

　親の教育方針に対して、子どもが嫌だと言ったり、反抗したりすることができる場合はいいのですが……そんなことが言えない家庭環境も少なくありません。

　このような事象を**教育虐待**という言葉で表現することがあります。

　こども家庭庁における児童虐待防止対策で紹介されている虐待の種類および内容別相談件数は表のように 4 つになります（表 2）。教育虐待はここには含まれていません。

　虐待の行為者は、虐待しているという自覚がある場合もありますが、自覚がないことも多いことが知られています。例えば、「しつけをしている」と思っている、などですね。そして、子どもが親に逆らえない、という特徴があります。この虐待の特徴が、先ほど述べた教育虐待でも見られます。

　そして、虐待を防ぐことも大事ですが、その背景の家庭の様子を確認することも大切なことです。

　家族の力、つまり「家族機能」です。

　家族機能とは、家族により構成される世帯の生活維持や、家庭内における育児、教育、介護等に関する機能のことですが、これが著しく低下し、家族がそれぞれの役割を果たせず、ストレスが日常的に存在している家族のことを、**機能不全家族**と呼びます。

　アメリカの医師である Vincent J. Felitti らは、**逆境的小児期体験（adverse childhood experiences：ACEs）** が成人期以降の心身の健康にどのような影響をもたらすかという疫学研究の結果を 1998 年に報告しました（参考文献 3）。ACEs とは、Felitti らの報告では 7 つのカテゴリー（心理的虐待、身体的虐待、性的虐待、家族の物質依存、家族の精神疾患、母親への暴力、家庭内での犯罪行為）に分けられ、1 つあれば 1 点として 0 ～ 7 点で ACEs スコアを分類し、0 点と 4 点以上を比較しました。子どもの頃に 4 点以上の ACEs 経験がある人は、0 点と比べて、アルコール依存症になるリスクは 7.4 倍、薬物乱用は 4.7 倍、うつ病は 4.6 倍、そして自殺企図に関しては 12.2 倍であったと報告しています。そして、喫煙が 2.2 倍、性交パートナー数が 50 人以上であることが 3.2 倍、性感染症が 2.5 倍に増加したと報告しています。

　アメリカの CDC（アメリカ疾病予防管理センター）によると、ACEs には虐待、ネグレクト、機能不全家族の 3 カテゴリーがあるとされています。機能不全家族には、別居や離婚による親との別離、母親に対する暴力や暴言の目撃、家族に薬物・アルコール依存やうつ病など精神疾患の罹患があること、家族に自傷行為や自殺企図をする人がいる、または服役中の人がいることが含まれています（図 6）。

　ACEs が多いと、どうしてこんなにも将来的に影響がもたらされるのでしょうか？

　筆者は、子どもが自分のことを大切に思えなくなっているのだと思います。

　ACEs は、子どもたちから自尊心を奪い、さまざまな影響を及ぼします。

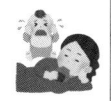
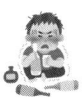

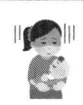

【虐待】
・心理的虐待
・身体的虐待
・性的虐待

【ネグレクト】
・身体的ネグレクト
・情緒的ネグレクト

【機能不全家族】
・家族内にアルコール依存者や薬物依存者がいる
・家族内に精神障害者や自殺未遂経験者がいる
・母親がDVを受けている
・離婚、別居
・家族内に、収監されている者がいる

図 6　ACes について

Felitti et al. (1998). *Am J Prev Med*, 14 (4) : 245–258. および Centers for Disease Control and Prevention を基に作成

　第 1 章第 9 話の I さん（→ p.48）もいくつか当てはまります。I さんは両親が離婚しています。また、I さんのお母さんはお父さんに手を上げられていました。これは機能不全家族であるとともに、面前 DV は心理的虐待に当てはまります。お母さんがのちに I さんに対する感情的問題から一緒に暮らせなくなったことや、I さんに対して適切な言葉をかけてあげられないといった情緒的ネグレクトも当てはまりました。非常に心配な状態と考えられます。お母さんのことで悩む I さんに、支援者は真摯に対応する必要があります。

　厚生労働省の人口動態統計によると、2021 年における離婚件数は 18 万 4384 組です。そのうちの 57.1% となる 10 万 5318 組に子どもがいて、離婚した親を持つ子どもの数は 18 万 3228 人になります。離婚は ACEs の一つとはなっていますが、現在の日本で親の離婚を経験する子どもは少なくないのです。

　親の離婚が子どもに及ぼす影響はさまざまです。I さんの経験のように、離婚の背景に DV や虐待があることも少なくありません。これらの存在は、子どもに長期間にわたり与えられる負の影響となります。夫婦にとっては離婚したら他人ですが、子どもはそうはいきません。父親も母親も、一生涯自分の親なのです。そして子どもの場合は、家庭裁判所が対応する面会交流が

あります。面会交流は親と子の複合的権利ですが、子どもの意に沿わない面会交流が平然と行われていることもめずらしくありません。本書の事例では紹介していませんが、両親が審判離婚をし、面会交流で悩んでいる子どもの診療をしたことがあります。父親は母親に DV を日常的に行い、別居の末、離婚に至りました。子どもは母親についていきましたが、父親から養育費を支払うことを引き合いに面会交流が要望されました。「子どもが父親には会いたくないと言っている」と母親が申し立てても、父親は「母親にそう言わされているだけだ。洗脳だ」などと言い、話が進まず、本人が意を決して発言した言葉は全く扱われませんでした。この事例では、子どもの気持ちがないがしろにされているのを感じました。

　また、親の離婚後は貧困の問題も出てきます。令和 3 年度全国ひとり親世帯調査結果によると、離婚した母親の 86.3% が就労していますが、平均年間収入は 272 万円であり、父子家庭の平均年間収入が 518 万円であることからも母子家庭の収入が低いことが分かります。また、母子家庭では 46.7% が養育費の取り決めをしていますが、実際に受け取っているかを調査すると 28.1% とぐっと少なくなります。このような貧困問題については ACEs の項目には入っていませんが、そういった逆境的な体験と子どもの貧困が関連し、影響を及ぼすことは間違いありません。

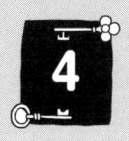

「有名人の死」からの気づき

　第 1 章第 6 話の F さん（→ p.34）はいろいろな悩みを抱えていました。その悩みを少し和らげてくれる存在であった有名人が急逝したときは、言葉に表せないくらいの衝撃だったと思います。F さんは、有名人が亡くなったのは自ら命を絶ったからだと感じました。

　芸能人や有名人が自ら命を絶ったことに関する報道が、死にたい気持ちがある人たちに影響し、連鎖的に自殺が増える現象を「**ウェルテル効果**」と言います。F さんにも見られた現象です。

　これはゲーテが 1774 年に出版した『若きウェルテルの悩み』という小説が由来で、この小説は影響力が強く、作中人物のウェルテルを真似て自殺する者が多数現れたそうです。ここから著名人の自殺によって引き起こされる現象をウェルテル効果と呼ぶようになりました。

　日本でも有名人の自殺報道があると、その年の自殺者は例年よりも増えるといったデータがあります。特に、コロナ禍の時は著名人の自殺が続きました。令和 5 年版の「自殺対策白書」では、自殺者数が男女ともに増加に転じていることや、小中高生の自殺が過去最多となったことが記されました。ウェルテル効果により、報道が元々さまざまな悩みや生活上の問題、または自殺念慮を抱えている人たちに対して、自殺を後押しすることになったのではないかといわれています。

　現在、有名人の自殺の報道に関しては、その影響力の強さとあり方が考え

られ、厚生労働省は世界保健機関（WHO）の「自殺報道ガイドライン」を翻訳しホームページに掲載しています。そこでは、自殺対策の推進のため、6 項目のやるべきこと、6 項目のやってはいけないことに分けて指針が示されています。

やってはいけないこととしては、

1. 自殺の報道記事を目立つように配置しないこと。また報道を過度に繰り返さないこと
2. 自殺をセンセーショナルに表現する言葉、よくある普通のこととみなす言葉を使わないこと、自殺を前向きな問題解決策の一つであるかのように紹介しないこと
3. 自殺に用いた手段について明確に表現しないこと
4. 自殺が発生した現場や場所の詳細を伝えないこと
5. センセーショナルな見出しを使わないこと
6. 写真、ビデオ映像、デジタルメディアへのリンクなどは用いないこと

としています。

そして、**やるべきこと**として、

1. どこに支援を求めるかについて正しい情報を提供すること
2. 自殺と自殺対策についての正しい情報を、自殺についての迷信を拡散しないようにしながら、人々への啓発を行うこと
3. 日常生活のストレス要因または自殺念慮への対処法や支援を受ける方法について報道をすること
4. 有名人の自殺を報道する際には、特に注意すること
5. 自殺により遺された家族や友人にインタビューをする時は、慎重を期

　　すること
6. メディア関係者自身が、自殺による影響を受ける可能性があることを
　　認識すること

　としています。

　このように報道関係者には、やってはいけないことだけではなく、やるべきこともあわせて注意喚起を促すことは、とても大事なことであると感じます。

　ただ、現代の子どもたちはテレビよりもスマホなどのデジタルメディアに慣れ親しんでいます。テレビなどの報道よりも、動画サイトなどを閲覧したときに、自殺関連のニュースを見ることの方が多いでしょう。この動画サイトはしっかりとした会社が作っているものもあれば、素人が作っている動画もあります。

　このネットの海には、情報規制だけでは難しいかもしれません。

「SNSなどのオンライン」からの気づき

　先ほど、報道に関しての説明の際、スマホなどのデジタルメディアの影響をお伝えしました。スマホは動画の閲覧だけではなく、SNSを使った連絡や情報交換は、子どもを含め誰もがやっている時代になりました。

　2019年12月に、文部科学省はGIGA（global and innovation gateway for all）スクール構想を打ち出しました。

　GIGAスクール構想とは、

「児童生徒向けの1人1台端末と、高速大容量の通信ネットワークを一体的に整備し、多様な子どもたちを誰一人取り残すことのない、公正に個別最適化された創造性を育む教育を、全国の学校現場で持続的に実現させる構想」

と定義されています。5カ年計画の構想だったようですが、新型コロナウイルス感染拡大の影響により、GIGAスクール構想は早期実現のために推進され、現在はほとんどの児童生徒がパソコンやタブレットなどの端末を扱えることになりました。同時に、それぞれの家庭で子どもにスマホを持たせる割合も年々高くなっています。

　子どもたちは、スマホで何をしているでしょうか？　それをすべて把握できている親は少ないと思います。SNS一つにしても、さまざまなアプリがあります。LINEやInstagramなど誰もが知っている有名なものから、子ど

もたちの中で流行していて大人はあまり知らないものまであります。筆者も診察室で小学生・中学生から最近の流行りのアプリやゲームを聞くことも多いですが、知らないことが年々増えていきます。

　第 1 章第 3 話の C さん（→ p.19）はネットの友達に心酔していました。大人から見ると、振り回されているとも見えました。C さんのお母さんは、そんな C さんに対して、「ネットの友達よりも現実で友達をつくりなさい」と伝えていました。

　インティメイト・ストレンジャーという言葉を説明します（参考文献 4）。まず、前提として、匿名性と親密性は相反するものだと考えられてきました。それが、現在のデジタルネイティブの世代では、匿名であるから親密になれる人間関係が出現してきました。

　　親密性↑・匿名性↓　➡　家族や仲の良い友人
　　親密性↓・匿名性↓　➡　知り合い
　　親密性↓・匿名性↑　➡　他人
　　親密性↑・匿名性↑　➡　**インティメイト・ストレンジャー**

　インティメイト・ストレンジャーは子どもにとって、親やリアルな友達と同じくらい親密性がある存在です。

　特に、現実でのコミュニティを息苦しく思っている人にとっては、ネットの世界、特に相互作用がある SNS は、自分の居場所になっているのかもしれません。

　C さんのお母さんの言葉は、人間関係の重要性を「リアル＞ネット」で考えたものです。C さんは自分の大切な友人を侮辱されたと感じたのかもしれません。大人が子どもの友人づきあいに対し、「あの子は○○だから、一緒に遊ぶのをやめなさい」といったように自身の価値観を押しつけたならば、子どもから疑問、葛藤、怒りなどを受けることになりますよね。それと同じことになっていると思います。SNS の居場所や友人に関する価値について、

親が一方的な判断をせず、やはり子ども自身の気持ちを知ることが大事です。

　一方で、SNS に関する心配についてはしっかりと子どもと話し合っておくことは必須だと思います。SNS を子どもに任せてしまうのは心配という声は少なくありません。子どもたちは、SNS で生まれる人間関係や楽しさなどプラスの側面だけではなく、使い方によっては心配なことが起こりうることも知っておく必要があります。

　SNS の不適切な使用が、大きな事件になってしまうこともあります。「トー横」「グリ下」「ドン横」* などはもう、誰もが知っている言葉になりましたね。当初は田舎から東京・大阪・名古屋などの都会に子どもたちが向かっていきましたが、そうした場所が有名になり警察などが介入した結果、今はあまり子どもたちがいなくなったようです。しかし、子どもたちは家に帰ったわけではなく、少し地方の場所で同じような場所を新しく開拓していっています。そこに集まるために SNS の力も大きいようで、さまざまな被害も見られます。

　2022 年の 1 年間に SNS を利用して犯罪の被害に遭った 18 歳未満の子どもは 1732 人だったと警察庁がまとめています（図 7）。

　全体の被害児童数は減少していますが、重要犯罪の被害者は 158 人と過去最多を更新しています。重要犯罪の詳細は、家出少女を自宅に住まわせるなどの略取誘拐が 80 人と最も多く、強制性交と強制わいせつは計 75 人、殺人事件の被害者は 3 人です。他の被害としては、児童買春・ポルノ禁止法違反と、みだらな性行為を禁じた青少年保護育成条例違反が合計で 9 割を占めます。

---

*「トー横」：新宿東宝ビルの横の略称。
　「グリ下」：大阪の道頓堀グリコ看板の下の略称。
　「ドン横」：名古屋市中区栄のドン・キホーテ横の略称。
　○○キッズ（例：トー横キッズ）とは、これらの地域の周辺でたむろをする若者の集団のことである。いずれも家庭や学校に居場所のない少年少女のたまり場として知られるようになった。

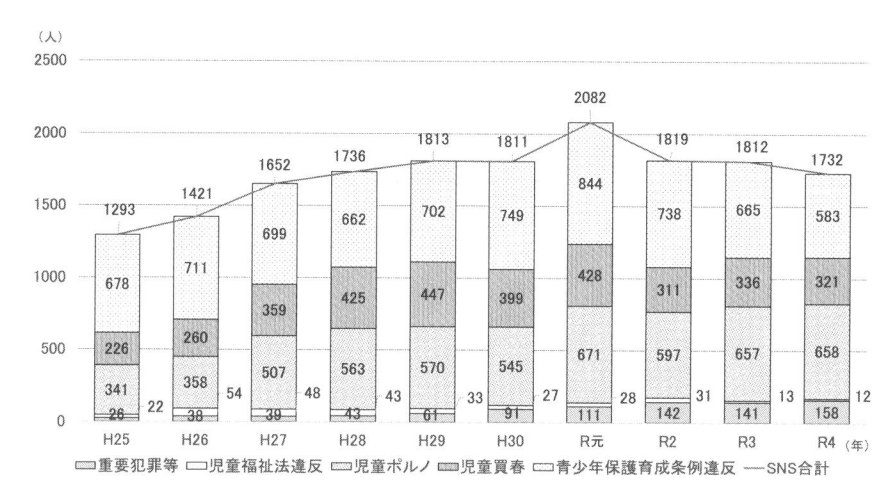

※ SNS とは、多人数とコミュニケーションを取れるウェブサイト等で、通信ゲームを含む（届出のある出会い系サイトを除く）

※ SNS に起因する事犯とは、SNS を通じて面識のない被疑者と被害児童が知り合い、交際や知人関係等に発展する前に被害にあった事犯

※対象犯罪は、児童福祉法違反、児童買春・児童ポルノ禁止法違反、青少年保護育成条例違反、重要犯罪等（殺人、強盗、放火、強制性交等、略取誘拐、人身売買、強制わいせつ、逮捕監禁）

図 7　SNS に起因する事犯、罪種別の被害児童数の推移

令和 5 年 警察庁 警察白書 統計資料より「SNS に起因する事犯、罪種別の被害児童の推移」を基に作成

「心理職との関わり」からの気づき

　心理職と聞いて、皆さんだったらどんな方を思いつくでしょうか？

　病院に勤務されている方は同じく病院で勤務している心理士（公認心理師、臨床心理士）を、児童相談所に勤務していれば児童心理司を思い浮かべるでしょうか。

　子どもたち、特に学校に通う子たちが一番関わる心理職は、スクールカウンセラーだと思います。文部科学省が「こころの専門家」として臨床心理士などをスクールカウンセラーとして全国に配置したのが 1995 年のことです。それから 30 年近い年月がたっています。2006 年には全国の中学校の 4 分の 3 にスクールカウンセラーが配置されていました。2023 年には、不登校の小中学生やいじめの認知件数が過去最多となったことを受けて、スクールカウンセラーによる相談体制を充実させるといった対策を文部科学省は国会に提案しました。

　その対策として、

- スクールカウンセラーが学校で児童や生徒の相談に応じる時間を増やすこと
- 学校内に、教室に行きづらい児童や生徒の居場所となる部屋を整備すること
- タブレット端末に、日常的に心身の健康管理を行うためのアプリを導入

　すること

などを実施するとしています。

　不登校対策とありますが、スクールカウンセラーが直接児童生徒と話す時間が増え、また、学校内で過ごしやすい居場所を子どもたちに作ってあげられるのは朗報です。そして、カウンセラーという仕事は受動的で、相談者に対してあえてアドバイスをしないこともあります。そう考えると、上記の提言には「相談に応じる」とありますので、より深い対応が求められているのかもしれません。

　心理士の業務はカウンセリングだけではなく、さまざまな心理技法があります。

　今回、第 1 章第 3 話で C さん（→ p.19）に導入した心理療法はプレイセラピーです。プレイセラピーの治療的な効果は、子どもの自己治癒力を活性化し、自己成長力を高めることだといわれています。プレイセラピーは小学生低学年くらいまでの小さい子どもに行われる治療法という印象が強いですが、話すことが苦手な中学生に対しても良い治療法になりました。担当した心理士は、遊び（プレイ）によって言葉の代わりとし、C さんが自分自身を表現できるようにサポートしました。遊びそのものの治療効果というより、遊びを通じて自分自身を表現し、心理士がその表現を理解することによって、C さんの回復を援助できたのではないかと思います。

コラム 「遊び」を通じた心理療法について

プレイセラピー……プレイセラピーは大人と子どもが「遊び」を通して関われる心理療法です。プレイセラピーは日常とは隔絶された「非日常」的な場面設定を意図的に作り出しています[1]。平日の昼間、同級生は学校に行っている時間帯、つまり「遊んではいけない」はずの時間帯に、大人二人っきりで、相談室の中で「遊ぶ」ことを促される、そういった場面設定です。適齢期は 3 歳前後くらいから 20 歳くらいまでとされており、上限年齢が高いことが特徴です。遊びを治療とするプレイセラピーですので、しっかりとした初回面接（インテーク）で、子どもと保護者に対して治療契約を結ぶことが重要です。導入を検討している場合は、子どものことだけではなく、その家庭背景についても、心理士と十分な協議をする必要があります。

親子相互交流療法（Parent-Child Interaction Therapy：PCIT）……PCIT はプレイセラピーと行動療法に基づいた心理療法です[2]。親子の相互交流を深め、その質を高めることにより、子どものこころや行動の問題、養育に悩む親に対し、改善するように働きかけます。プレイセラピーと異なり、親子が一緒に治療を受けることが特徴です。プレイルームで治療を受けますが、親はイヤホンを装着し、子どもと遊びながら、観察室にいるセラピストから直接コーチングを受けます。セラピストは親子の変化を、チェックすべき行動の数をカウントして具体的に評価し、親がセラピストのコーチングをもとにしっかりとスキルを身につけているか確認します。PCIT の適齢期は 2 〜 7 歳とされています。

参考文献
1) 丹 明彦. (2019). プレイセラピー入門—未来へと希望をつなぐアプローチ. 遠見書房.
2) Chaffin M, Silovsky JF, Funderburk B, Valle LA, Brestan EV, Balachova T, Jackson S, Lensgraf J, Bonner BL. (2004). Parent-Child interaction therapy with physically abusive parents：Efficacy for reducing future abuse reports. *Journal of Consulting and Clinical Psychology*, 72(3), 500–510.

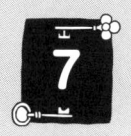

「ヤングケアラー」からの気づき

　2024 年現在、ヤングケアラーという言葉もだいぶ浸透してきました。「ヤングケアラー」とは、本来大人がすることである家事や家族の世話などを日常的に行っている子どものことを指します。ヤングケアラーは、その責任や負担の重さにより、学業や友人関係などに影響が出てしまうことがあります。

　筆者はこの、ヤングケアラーに当てはまる子どもたちの診療をすることも多いです。その中には親の精神疾患があるケースや、被虐待児などが多いです (図 8)。

　少し話は変わりますが、2021 年の流行語大賞のトップ 10 に「親ガチャ」が選出されました。親ガチャは出生にあたり、運次第のガチャ（ソーシャルゲームやカプセル玩具自販機）を回して出てくるアイテムのように、親を自分で選べないことで、親が当たりだったり外れ（ハズレ）だったりすることを、ひと言で表現した言葉です。生まれついた環境や親で自分の人生が決まっているという人生観が広がっている、若者側からの言葉として広く浸透しました。

　ヤングケアラーの子どもたちが、「親ガチャでハズレだった」と言っているのを筆者は聞いたことがありません。子どもが言葉にしていないだけで内心では思っているかというと、どんなに長時間接していても、そのような内容の会話が出てきたことはありません。これはどういうことかというと——

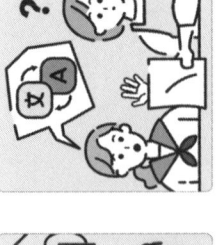
日本語が第一言語でない家族や障害のある家族のために通訳をしている。

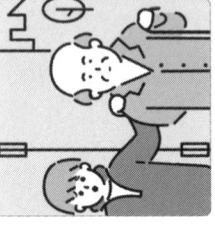
目を離せない家族の見守りや声かけなどの気づかいをしている。

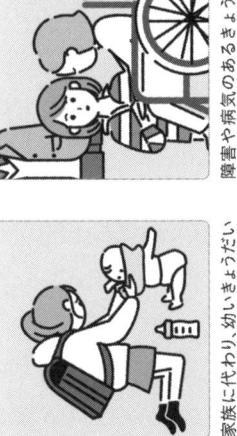
障害や病気のあるきょうだいの世話や見守りをしている。

家族に代わり、幼いきょうだいの世話をしている。

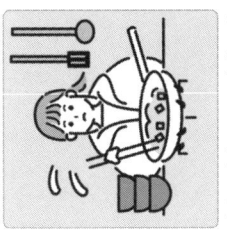
障害や病気のある家族に代わり、買い物・料理・掃除・洗濯などの家事をしている。

家計を支えるために労働をして、障害や病気のある家族を助けている。

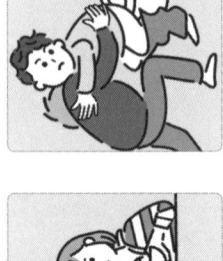
障害や病気のある家族の入浴やトイレの介助をしている。

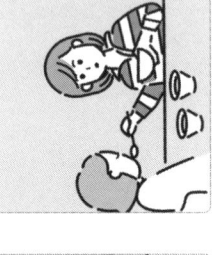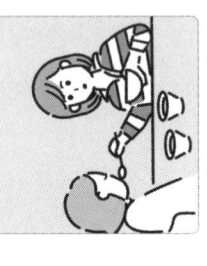
障害や病気のある家族の身の回りの世話をしている。

がん・難病・精神疾患など慢性的な病気の家族の看病をしている。

アルコール・薬物・ギャンブル問題を抱える家族に対応している。

図8 ヤングケアラーについて

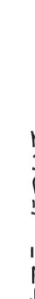
こども家庭庁ホームページ「ヤングケアラーについて」より抜粋　https://www.cfa.go.jp/policies/young-carer

完全に筆者の推測ではありますが——ヤングケアラーに当てはまる子ども
は、自分の環境を受け入れてしまっていることが多いのではないかと思いま
す。

　目を離せない家族がいる、病気や障害を持つ家族がいる、健康な自分が担
わないといけないことがある……優しい子どもはヤングケアラーであること
を受け入れて生活をしています。

　第 1 章の事例では、第 2 話の B さん（→ p.14）がヤングケアラーでした。
お母さんに甘えたい気持ちもあるのですが、お母さんがうつ病であるため甘
えることができず、つらいときに相談することもできず、自分のこころの調
子を崩してしまいました。

　令和 2 年度子ども・子育て支援推進調査研究事業にて三菱 UFJ リサーチ
＆コンサルティング株式会社が行ったヤングケアラーの実態に関する調査
研究によると、アンケート調査にて公立中学 2 年生の 5.7%（約 17 人に 1
人）が世話をしている家族がいる、と回答していたことが分かりました。具
体的には、「家族の代わりに、幼いきょうだいの世話をしている」という回
答が 79.8% でした。同事業にて令和 3 年度は日本総合研究所がヤングケア
ーの実態に関する調査研究を行いました。小学 6 年生の回答では、「家族の
世話をしている」と回答した小学生は 6.5%（約 15 人に 1 人）であるという
結果が出ています。その内訳は、世話を必要としている家族は「きょうだ
い」が 71.0%、次いで「母親」が 19.8% でした。また、この状態が「就学前
から」が 17.3%、「低学年のうちから」が 30.9% でした。これは物心がつく
頃から、と言っても過言ではありません。第 1 章第 7 話の G さんの場合
（→ p.40）は、きょうだいに障害がありました。病気や障害のある兄弟姉妹
を持つ子どものことを「きょうだい児」と呼びます。障害者本人への支援は
もちろんですが、それを支える家族には支援の手が行き届いていないことが
指摘されています。きょうだい児は、兄弟姉妹のことを直接的にケアする身
体的・心理的負担に加え、その後の人生にも影響する孤独やつらさを抱え込
みやすい傾向があるといわれています。ヤングケアラーの中には、きょうだ

い児も多いと思います。

　ヤングケアラーの子どもたちが学校や大人にしてもらいたいこととして、

- 自由に使える時間がほしい（15.2％）
- 勉強を教えてほしい（13.3％）
- 自分のことについて話を聞いてほしい（11.9％）

という回答がありました。

　ただし、ヤングケアラーは家庭内のデリケートな問題であることなどから、表面化しにくいといわれています。この問題に対し、政府広報オンラインの特設サイトでは次のような取り組みを紹介しています。

- ヤングケアラーの社会的認知度の向上を図る
- 現状の把握
- 適切な支援につなぐための窓口の明確化

　2022年度から2024年度までの3年間を、「ヤングケアラー認知度向上の集中取組期間」として、ポスター、リーフレットや動画の作成、オンラインイベントの開催などがなされているそうです。筆者が診療している地域である愛媛県松山市でも、ヤングケアラーに関する相談ができる専門窓口が2023年4月に開設され、オンラインハンドブックも作成されました。このような窓口ができれば、診療との連携も可能となります。

　私たち児童精神科医や、子どもに関わる職種の者は、子どもと1対1で会話することも多いです。我々がヤングケアラーについてアンテナを張っていれば、その関わりの中で子どもの環境を把握でき、現在の状況を救える機会になるかもしれません。

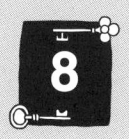

「アフターコロナ」からの気づき

2020 年に国内で大流行した新型コロナウイルス感染症ですが、外出自粛要請や学校閉鎖などの急に決まった方針に対し、子どもの心身に与える影響が危惧（きぐ）されていました。皆さんは 2020 年の頃の基準を覚えていますか？
自治体により違いがありますが、

児童生徒の感染が判明した場合　➡　**治癒するまで出席停止**
濃厚接触者に特定された場合　➡　**2 週間出席停止**

という基準が多かったです。ちなみに、治癒は PCR 検査が 2 回陰性でなくてはいけなかったり、濃厚接触者は PCR 検査で陰性でも出席停止であったりしました。そのため、子ども本人はもちろん、家族が新型コロナウイルスに罹患した場合でも、子どもが学校に登校できる機会は相当に奪われてきたと思います。

それをいち早く察知した国立成育医療研究センターでは、「コロナ×こどもアンケート」調査を行い、子どもの心身の状態を子ども自身やその保護者に対するアンケート調査を通して、広く社会に訴えていきました。子どもたちに寄り添うために、とても役に立ったと思います。調査は 2020 年 4 月から始まり、計 7 回が実施されました。時勢に合わせて、緊急事態宣言下の生活やこころの状態から始まり、学校再開や生活の変化など、2021 年 12 月ま

で調査が行われました。

　最後の調査から約 1 年半後、2023 年 5 月に新型コロナウイルス感染症は感染症法上の位置づけがインフルエンザと同じ 5 類感染症となり、出席停止期間は発症後 5 日間に短縮され、濃厚接触者に対する自粛もなくなりました。急速に「通常に戻った」という形になりました。

　急激な変化に、大人はさまざまな経験をしているので耐えられることでも、経験の少ない子どもの場合はついていけないことも見られます。もちろん、先ほど紹介したアンケートが実施されていたコロナ禍と比べると、変化を受け入れ、これからの生活に希望を持って過ごしている子どもたちの方が多いことは間違いありません。しかし、臨床の現場ではアフターコロナの急激な変化に困惑してしまっている人も少なくありません。この数年の不登校の急激な増加も、アフターコロナが関与していると思います。第 1 章の事例では、第 8 話の H さん（→ p.44）がコロナ感染後に学校に戻れなくなりました。死にたいという気持ちにまで発展してしまったのは、SNS のことがきっかけではありましたが、コロナ感染の影響があったと思います。

　また、心身症という病名があります。この病名は精神疾患に使う病名ではなく――WHO の「疾病及び関連保健問題の国際統計分類（ICD）」や、アメリカ精神医学会の「精神疾患の診断・統計マニュアル（DSM）」では、心身症の病名は存在しません――、身体疾患になります。日本心身医学会による定義には、「身体疾患の中で、その発症や経過に心理社会的な因子が密接に関与し、器質的ないし機能的障害が認められる病態をいう。ただし、神経症やうつ病など他の精神障害にともなう身体症状は除外する」とあります。代表的な疾患としては過敏性腸症候群、機能性ディスペプシア、頭痛などがあります。

　過敏性腸症候群（IBS）とは、大腸や小腸に潰瘍やがん、ポリープといった器質的な病変や形態的な異常が認められないにもかかわらず、腹痛と便秘、または下痢を慢性的に繰り返す病気です。

　機能性ディスペプシア（FD）とは、症状を起こすような胃潰瘍やがんと

いった疾患や形態的な異常が認められないのに、慢性的な胃もたれや胃痛など胃部の不快感が続いている状態のことです。

IBS と FD は、発症部分は異なりますが、器質的な病変が見受けられない点、発症には生活習慣の乱れや心理的ストレスが大きく関わっている点で、よく似た疾患です。

新型コロナウイルス感染症による後遺症、というのも、前述の心身症の基準（日本心身医学会による定義）に当てはまるのではないかと思います。

心身症として特徴的なことに、

- 自己の感情を意識的に認知することが苦手

といったことがあります。そのため、心身症と診断される方は、誘因を聞いても「特に思い当たる原因がない」ということが特徴です。H さんも同じような特徴がありました。

心身症と新型コロナウイルス感染症はとても組み合わせが多くやっかいな病気です。心身症の治療は心身相関の気づきを深めていくことが重要な要素となりますが、身体面や心理面のどちらかが原因だと極端に決めてしまう傾向があります。とりわけ子どもの場合は、両親の心配も強く、児童精神科に来る頃にはさまざまな病院を受診していることが多いです。「こんなにたくさんの検査や治療をしても良くならないということは、大きな病気に違いない」と思い詰めている方も多くおられます。子ども自身に心理面について、本人の気づきを深めるのは非常に難しいため、自分では認知できないストレスがあるかもしれないことを根気強く説明することが必要です。

「リストカットやオーバードーズ」からの気づき

　自傷行為に関しては、2005 年に行われた国内の中高生に対する調査で、約 1 割の学生に経験があるという報告がありました（参考文献 5）。この報告における自傷行為は、ナイフ等で自分自身を傷つけることがありますか？といった、リストカットをイメージする調査になっています。2024 年現在、国内での現状はリストカットに関してはあまり変わらず、新しい自傷行為としてオーバードーズ（OD、過量服薬）が広がっている印象があります。ODの中身も市販薬が中心になっています。松本俊彦先生が行われた「全国の精神科医療施設における薬物関連精神疾患の実態調査」では、今や 10 代の薬物使用に関しては市販薬の割合が過半数になっています（図 9）。

　次に、厚生労働省が消防庁と協力し、全国 52 の消防本部を対象に調査した結果を示します（図 10）。まずびっくりするのが、10 代と 20 代における医薬品の過剰摂取が原因と疑われる救急搬送人員数は近年増加傾向であることです。これと比べて、30 代では男女ともに大きな増減がありません。人数も 30 代は 20 代より少なくなっています。そして中でも、近年は 10 代女性において OD の増加率が高いことが分かります。

　筆者が講演会などでよく質問されることで非常に多いものに、「リストカットは死にたいからしているのか？」というものがあります。また、時には「子どもはリストカットやオーバードーズなどの自傷行為では死なないことは分かっている。だから、死にたいとは思っていない」という意見を聞くこ

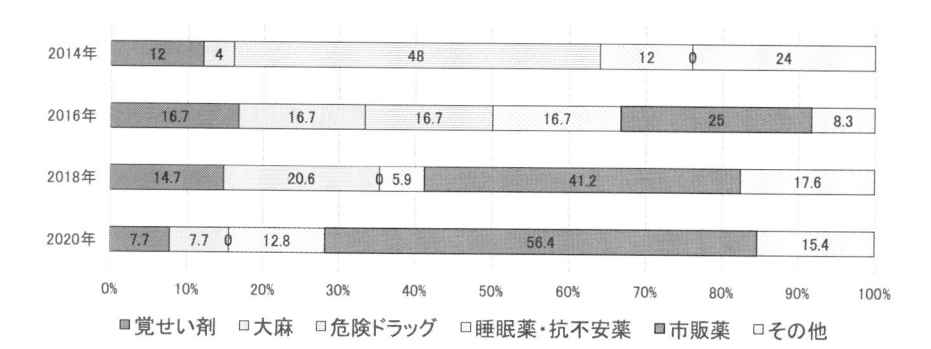

図 9 10 代の薬物使用の推移

2022 年 松本俊彦「全国の精神科医療施設における薬物関連精神疾患の実態調査」を基に作成

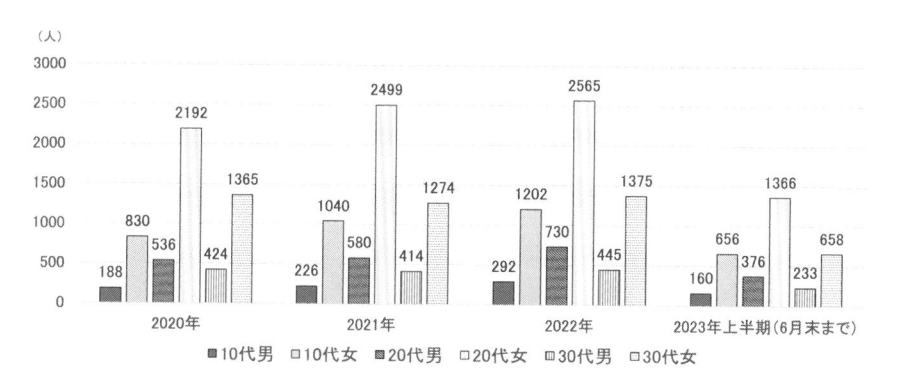

図 10 医薬品の過剰摂取が原因と疑われる救急搬送人員

令和 5 年 厚生労働省・消防庁「医薬品の過剰摂取が原因と疑われる救急搬送人員の調査結果」を基に作成

ともあります。

　実際はどうなのでしょう。もちろん、人の気持ちに絶対的な正解はないことが前提ですが……。

自殺が「死ぬための行為」だとすると、自傷はむしろ「生きるための行為」である

自傷行為に関しては、この考え方が共通概念として浸透しつつあると思います。

自傷行為をしてしまう人は、つらい感情やストレス、死にたいといった負の気持ちを抱えており、それを少しでも和らげたいという思いから行動に移してしまいます。痛みが出ることで、一時的に負の気持ちといった精神的な部分が和らぐといわれています。

ODに関しても、同様の機序があります。最近はSNSでODに関する情報があふれています。

ODをする子どもたちは何が目的でODをしているのか、SNSに理由まで投稿しています。その中には、薬を大量に飲むとふらふらする、視界がぐるぐる回り明るくなる、その結果、何も考えなくてよくなる、嫌なことを考えない……そのような情報であふれていて、楽な状態になるのであれば、と真似をしてしまう子どもが増えています。2023年12月に、厚生労働省はODに使われる恐れがある薬に関して、20歳未満には1箱しか販売しない、写真付きの身分証明書で本人確認をするなど、今後、法改正を進める方針をまとめました。ドラッグストアやコンビニは今や、あらゆるところにあり、入手しやすいですからね。この法改正で、子どもたちのODへの介入は一歩前進していると思います。ただ、この介入では1店舗で1箱でも、次々に他の店舗に行って1箱ずつ買えば、たくさん買えてしまいます。また、自由に購入できないことで、万引きや窃盗の問題も多くなりそうです。

自傷行為は隠れて行うことが多いといわれています。

自傷行為を繰り返してしまう子どもを見て、自傷行為をアピールに使っている、と感じる方もいるかもしれません。それは、以下のような変化があったからではないでしょうか。

- 自傷行為を繰り返す子どもを取り巻く大人は、最初の頃は、「大変だ」「心配だ」「痛そうでかわいそう……」などと子どもに対して慎重に接するようになる。
- 心配している大人を見て、①自傷行為は心配される行為だからやめなきゃ、見つからないようにしなきゃ、と考える。または、②優しくされたことがうれしくて、またやろうという考えが起きる。②の考えによってそれが繰り返されると……
- 大人は「またしたのか」「なんでそんなことをするんだ」「困らせたいのか」と責めたり負の感情を抱いたりするようになる。
- 子どもとの関係性が次第に悪くなっていく。自傷行為はアピールで困らせたかったり見せつけたかったりするから起きると考える。

このような流れになることが多いかと思います。

また、上記の①のように、自傷行為は心配される行為だからやめなきゃ……そう思うけれどやめられない、そんな子どもは OD をすることがとても多いです。リストカットと違って傷は残らないし、家族に気づかれにくい。今、自傷行為の中でも OD の問題はとても大きくなっています。

自傷行為への対応として大事なことは、何らかの理由があって、その悩みを和らげるために行っているということを理解することです。原因が解決されていないのに、自傷行為だけを止めることは難しいし、子どもたちは追い込まれてしまいます。そして、これは子どもの特徴でもありますが、本人も何が原因なのか分かっていない場合も多いのです。そのため、無理に探ろうとはせず、言葉に表せない、自分でも気づかないくらいつらいことがあるという理解を示すことが必要です。子どもの場合は環境によるストレスも非常に多いです。支援者が辛抱強く寄り添うことが必要です。

そして、「自傷行為では死なないことは分かっているのか？」ですが、絶対に死なないことはありませんし、死へ近づいていることは間違いないのです。自傷行為を行うことは、将来的な自殺リスクを何十倍にも上げてしまう

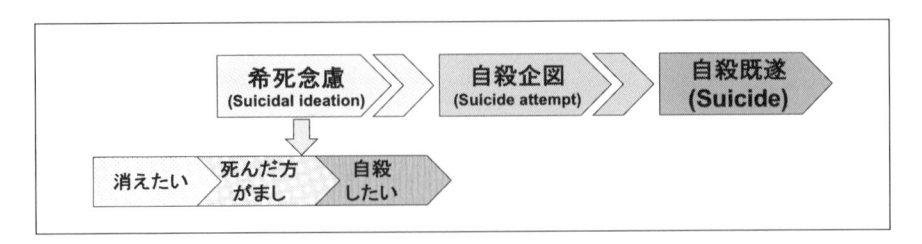

図 11　希死念慮と自殺のスペクトラム
筆者作成

という研究結果があります（参考文献 6）。この研究では、自傷行為は 13 ～
16 歳の女子で特に多いことも示されています。自傷行為は死にたい気持ち
の有無にかかわらず、希死念慮、自殺企図へと進行していきます（図 11）。
これらの行動はまとめて自殺関連行動（suicide-related behaviours：SRB）
と呼ばれます。子どもの希死念慮の表現は多様です。本書の事例のように、
「死にたい」と直接的な言葉を投げかけてくる場合もあれば、「消えたい」と
いう言葉で表現することもあります。その一つひとつを子どもと関わる大人
は拾い上げていく必要があると思います。

　自傷行為の背景として、何らかの負の感情があることを説明しました。自
傷行為の治療や対策として、背景にある問題をどうにかすることも必要です
が、それはなかなか難しい場合や、すぐに解決しない問題であることも多々
あります。

　その場合、自傷の対応は自傷行為そのものをやめるようにすすめていく
か、自傷に頼ってしまう気持ちを変えていくか、になると思います。そのた
めには次のような対応があると考えます。

1．自傷行為の記録をつける

　まずは自傷行為をしてしまう傾向を知るために、自傷行為の頻度やその時
の気持ち、状況に関して記録をつけます。自分の気持ちがつらくなるパター
ンを知ることはとても重要です。

　これは認知行動療法（cognitive behavior therapy：CBT）の基礎にもなります。CBT は、ストレスなどで固まって狭くなってしまった考えや行動を変えていく心理療法です。ストレスを感じた具体的な出来事を取り上げて、その出来事が起きた時に「頭の中に浮かぶ考え（認知）」、「感じる気持ち（感情）」、「体の反応（身体）」、「振る舞い（行動）」、という 4 つの側面に注目して、考えを整理していきます。自殺関連行動に対する心理治療で特に有効とされているのが CBT です（参考文献 7）。

2.　ストレスの発散方法を考える

　自傷行為は感情の高まりの末に起こしてしまいますので、感情のコントロールを試してみることも一つの方法です。コントロール方法は例として、好きな音楽を聴いたり、好きな動画チャンネルを見たり、アロマの香りを楽しんだり、カラオケで大声を出して歌ったり、運動をしたり、ひたすら寝たり、などいくつもあると思います。特にストレスの発散になるものをリスト化しておくのもいいでしょう。

3.　自傷行為に代わる方法を試す

　上記の 2 つとは少し違うアプローチになりますが、自傷行為に代わる（リストカットの場合はリストカット以外の）不安解消手段を試していく方法です。

　例えば、リストカットしたくなったときに、腕に輪ゴムをはめてパチンとはじく、切ろうとしている部位に赤線を引く、氷を握る、大声を出す、などがあります。ストレスの発散と違い、身体への刺激を意識して、リストカットより安全な方法に置き換える対処法になります。

4.　相談する

　自傷行為は誰にも相談せずに一人でしている場合が多いことは説明しました。そのため、まずは相談するというのも、大事な方法になります。また、

心理療法に動機づけ面接というものがあります。相談者からやる気を引き出し、自分自身を変える、行動変容をさせる力を呼び出し、その気持ちを支援する心理療法です。

　以上のような方法があります。第1章で紹介した事例では、第2話のBさん（→ p.14）はリストカット、第3話のCさん（→ p.19）は過量服薬がありました。Bさんとは自傷行為に代わる方法を試しながら、ストレス発散の方法も相談しています。Cさんの場合は、心理士によるプレイセラピーを行っていますが、今後は主治医が自傷に関する具体的な相談を行うことも検討するべきでしょう。

「こころの病気（精神疾患）」からの気づき

「自殺時には約 90％の人が何らかの精神科診断がつく状態である」

　これは、全世界的にいわれている事実です。

　WHO の調査では、自殺した人の大多数が、最後の行動に及ぶ前に、うつ病や物質関連障害（アルコール・薬物依存症など）、統合失調症などの診断に該当する状況であったと報告しています。類似の報告が世界中にありますが、どの報告でも約 7 割〜 9 割に精神科診断がつく状態であったことが知られています。

　自殺はある日、突然起きるわけではありません。自殺に至ってしまう前に、さまざまな葛藤や行動があることは、自殺関連行動（SRB）に関して説明しましたね（→ p.92）。

　約 9 割に精神障害（精神疾患）がある。

　これは子どもの場合でも当てはまるのでしょうか？　最新の論文では、子どもの自殺リスクに関しては、いじめや逆境的小児期体験（ACEs）、SNS など、これまで本書で伝えた内容が、やはり全世界でも共通のリスクであることが示されています（参考文献 8）。ただ、精神障害についても、自殺に関する重大なリスクであることが示されています。精神障害の発症年齢について、全世界のさまざまな研究データを再解析した報告があります（参考文献 9）。大人になって精神障害を持つ人たちが、いつの時点で診断されたのか

表3　各精神障害の診断年齢および割合

障害（疾患）名	診断のピーク年齢	14 歳までの診断割合	18 歳までの診断割合
気分障害	20.5 歳	2.5%	11.5%
不安／恐怖関連症	5.5 歳	38.1%	51.8%
強迫関連症	14.5 歳	24.6%	45.1%
摂食障害	15.5 歳	15.8%	48.1%
ストレス障害	15.5 歳	16.9%	27.6%
物質使用症／依存症	19.5 歳	2.9%	15.2%
統合失調症	20.5 歳	3%	12.3%
パーソナリティ症	20.5 歳	1.9%	9.6%
神経発達症	5.5 歳	61.5%	83.2%

Solmi M, Radua J, Olivola M et al.（2022）. Age at onset of mental disorders worldwide : large-scale meta-analysis of 192 epidemiological studies. *Mol Psychiatry*, 27 : 281-295. https://doi.org/10.1038/s41380-021-01161-7 を基に作成

が調査されています（表3）。そこでは、

「何らかの精神障害を発症した人の年齢ピーク（最も多い発症年齢）は 14.5 歳だった」

と報告されました。学年で言うと、中学2年または3年になります。

また、この報告では、さまざまな精神障害について、診断されたピークの年齢と、14 歳時点・18 歳時点で診断がされていたがどうかに関しても調査されています。

気分障害はうつ病や双極症（双極性障害、躁うつ病）を指します。第1章第4話のD君（→ p.25）は双極症と診断されました。D君は 16 歳です。この表を見ると、少しずつ気分障害と診断される人が増えていく年代です。やはり、精神疾患も「死にたい」原因として、十分に注意しなければいけません。

　ほかにも、不安症の診断ピークは 5.5 歳とすごく小さいですね。これは分離不安症といって、母親と離れることの不安で診断されることが多いです。子どもにとっては正常な反応でもあるので、自然に改善されることも多いのですが、この割合を見ると長期的な問題になる子も少なくないのかもしれません。不安／恐怖関連症と一括りになっていますが、恐怖症が不安症と異なるところは、対象となる物や状況があることです。恐怖症で有名なものに、広場恐怖症というものがあります。すぐに逃げられない、または助けが得られそうにない状況や場所にいることに恐怖を抱く状態です。ストレスが起因となる精神疾患として、強迫関連症や食行動症（摂食障害）、ストレス障害がありますが、14 歳、18 歳時点での罹患率を見ると、若い年代から注意が必要なのだと思います。第 1 章第 6 話の F さん（→ p.34）が抱いていた醜形恐怖は、ICD-11 の分類では強迫関連症の一つとなります。とらわれ（外見上の問題があると思い込む）や繰り返し行為（何度も同じことで思い悩む）があるからですが、本邦では醜形恐怖は対人恐怖（不安／恐怖関連症）の一つではないかという議論もあります。神経発達症（発達障害）に関しては、次の章で詳しく述べます。

　精神疾患だけではなく、他にもメンタルに影響が出る病気があります。第 1 章第 7 話の G さん（→ p.40）は月経前症候群（PMS）と診断されました。PMS は身体とこころの症状があり、どちらも非常に多くの症状が出現するのが特徴です。月経の 3 ～ 10 日ほど前から始まり、表のような症状を示します（表 4）。月経の開始とともに改善傾向を示します。

　PMS の改善には、適度な運動や生活の改善（禁煙、アルコール摂取制限、規則正しい睡眠、ストレス発散）が必要だとされています。他にも、カルシウム、ビタミン B6、マグネシウム摂取なども症状を和らげるといわれます。それでも難しい場合は、エストロゲン（卵胞ホルモン）とプロゲステロン（黄体ホルモン）が配合された低用量経口避妊薬（ピル）が使用されることがあります。

　PMS の中でも、特にこころの不安定さが著しく、日常生活に支障を来た

表4　月経前症候群（PMS）の症状

情緒的症状	身体的症状
・ 抑うつ	・ 乳房緊満感、腫脹
・ 怒りの爆発	・ 腹部膨満感
・ 易刺激性、いらだち	・ 頭痛
・ 不安	・ 関節痛、筋肉痛
・ 混乱	・ 体重増加
・ 社会的引きこもり	・ 四肢の腫脹、浮腫

出典：産婦人科診療ガイドライン―婦人科外来編，2017

しているような場合、PMDD（月経前不快気分障害）と診断されます。PMDD は抑うつ気分、不安・緊張、情緒不安定、怒り・イライラの4症状が中心となります。PMS と同様、月経前に気分変動が始まり、月経後に消失するのですが、症状が著しい場合は漢方薬や抗うつ薬が使用されることもあります。

「神経発達症」からの気づき

　最後に、神経発達症（発達障害）についてです。

　発達障害者支援法によると、発達障害とは、「自閉症、アスペルガー症候群その他の広汎性発達障害、学習障害、注意欠陥多動性障害その他これに類する脳機能の障害であってその症状が通常低年齢において発現するものとして政令で定めるものをいう」とされています。発達障害者支援法ではこのような表記ですが、最近は診断基準が変更されて、発達障害といえば

　自閉スペクトラム症（ASD）
　注意欠如多動症（ADHD）
　限局性学習症（SLD）

この 3 つが代表的になっています。

　知的発達症に関しては発達障害者支援法ではなく、知的障害者福祉法にて定義されていますが、知的発達症も ASD や ADHD には合併することが多い、重要な診断になっています（図12）。

　この神経発達症の特徴を示します。

　ASD は人との関わり・コミュニケーションが苦手であることと、想像力の乏しさやこだわりがある特性が見られることで診断される障害です。主な特性により起きる症状は表のようなものがあります（表5）。

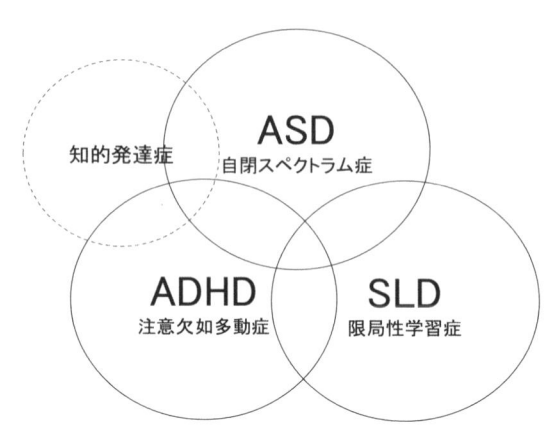

図12　子どもの3つの神経発達症
筆者作成

　自閉スペクトラム症（ASD）の症状は、幼少時から認められ、多くの場合、3歳までに診断が可能です。先ほどの節（→p.96、表3）を見ると、5.5歳が診断のピークであり、14歳までに61.5%が診断を受けていますね。特徴として、目が合わない、笑いかけてもほほえみ返さない、指さしが少ない、模倣が少ない、言葉の発達が遅い、語彙が広がらない、こだわりが強い、感覚の過敏さがある、集団行動が苦手、などの特徴は特に幼少期で認めやすく、1歳半検診や3歳児検診で指摘されることも多いです。しかし、幼少期の言葉の発達が良好であり、特性はあるものの発達の遅れが明らかに認められない場合もあります。この場合、心理的発達が特に進む思春期に診断に至ることもあれば、成人してから初めて診断に至ることもあります。第1章第10話のJ君（→p.52）は、言葉や身体の発達に関して遅れはありませんでした。一方で、コミュニケーションが上手ではなく、同年代との集団活動を拒み、電車へのこだわりが強いという特性がありました。電車のことで女の子とトラブルになったことも本人の特性が影響しています。相手の気持ちを読み取ることが苦手なことと、細部にこだわってしまうという特性から、同級生の中でも孤立していました。年齢相応の友人関係を築けず、孤独

表 5　ASD の特性と具体例

人との関わり・コミュニケーションが苦手	想像力の乏しさやこだわり
・目を合わせない、または、合わせすぎる ・言葉の遅れ、オウム返し、語彙が広がらない ・たとえ話が苦手、字義通りに考える ・指さしによる共同注意の遅れ ・相手／状況に合わせた行動が苦手（集団行動が苦手）、適切な距離感がつかめない ・自己主張が強く一方的、相手のことを考えない	・表情から気持ちを読み取れない、相手の気持ちを想像できない ・言われたことは表面的に受け取る（真に受ける、冗談が通じない） ・ごっこ遊びが少ない ・物事にこだわりがある ・予定変更にパニックを起こす ・感覚の過敏さがある

筆者作成

　を感じていたことは、ASD の特性が影響していたと判断しています。ASD の子どもは自分の特性を俯瞰して把握することも苦手です。そのため傷つき体験が積み重ねられ、死にたいという気持ちを含め、自暴自棄になってしまうことが多いです。ASD の特性は悪いことばかりではなく、社会生活で利点としてはたらくこともたくさんあります。ASD の子はまじめな子が多く、特に興味のあることには周囲が驚くような集中力や記憶力をみせます。これはこだわりが強い特性の一つですが、興味を生かして関連した仕事に就く方も多いです。そして、対人関係がうまく築けないことも多いですが、人付き合いが嫌いなわけではなく、むしろ人と関わりたいと思っている子もたくさんいます。苦手な特性を把握しつつ、得意なことを伸ばす関わりは ASD の子には大切なポイントです。

　第 1 章第 5 話の E 君（→ p.29）は ADHD と SLD があると診断されました。ADHD も神経発達症の一つですが、ASD とはまた症状が違います。呼称の通り、不注意、多動性、衝動性の 3 つの特徴がある障害になりますが、これらの特性は脳の機能障害から起きるといわれています（参考文献 10）。機能障害は実行機能障害、遅延報酬障害、時間処理障害があり、それぞれから

表6　ADHD の機能障害から起きる症状

機能障害	困り事	脳内モノアミン仮説
実行機能障害	• 計画が立てられない、仕事を成し遂げられない • 集中して課題に取り組めない • ミス、忘れ物	• 前頭前野の関与（ワーキングメモリ） • ドパミン・ノルアドレナリン作動系神経回路
遅延報酬障害	• 衝動的に物事を決めてしまう • 目の前の報酬につられ、努力できない • 我慢できない、飽きっぽい	• 側坐核の関与（脳内報酬系） • ドパミン作動系神経回路
時間処理障害	• 段取りが悪い、無計画、不器用 • ゲームやネットをやめられない • マインドワンダリング	• 小脳の関与 • ノルアドレナリン作動系神経回路

筆者作成

起きる症状（困り事）を表に示しました（表6）。

　マインドワンダリングというのも ADHD に特徴的な状態で、意識が浮遊しているような状態であり、こころの迷走ともいわれています。一見ぼーっとしているような状態でもありますが、いろんな発想が浮かぶ、ひらめきが起きる状態ともいわれていて、ADHD の子がすごいアイデアを思いつくところなど、良いことに傾くことも多いです。一方で、目の前のことに集中しきれずミスが起きたり、過去に起きたミスや先の不安を考え込んだりしてしまうのも、マインドワンダリングの特徴であるといわれます。

　J 君も E 君も、それぞれ素晴らしい個性を持っているのですが、その発達特性があまり周囲に理解されない特徴として出現し、生活のしにくさにつながってしまいました。発達特性は生まれつきのものであり、その特性を本人や周りの保護者や支援者が把握することが必要になります。神経発達症の早期支援・早期対応の充実に向けた取り組みはいたるところで行われていますが、思春期以降の子どものメンタルのためにも必要なことかと思います。

参考文献

1. Engel GL. (1977). The Need for a New Medical Model:A Challenge for Biomedicine. *Science*, 196 (4286):129-136.
2. Bussières EL, Malboeuf-Hurtubise C, Meilleur A, Mastine T, Hérault E, Chadi N, Montreuil M, Généreux M, Camden C;PRISME-COVID Team. (2021). Consequences of the COVID-19 pandemic on children's mental health:A meta-analysis. *Front Psychiatry*, 1;12:691659.
3. Felitti VJ, Anda RF, Nordenberg D, Williamson DF, Spitz AM, Edwards V, Koss MP, Marks JS. (1998). Relationship of childhood abuse and household dysfunction to many of the leading causes of death in adults. The Adverse Childhood Experiences (ACE) Study. *Am J Prev Med*, 14(4):245-258.
4. 富田英典. (2009). インティメイト・ストレンジャー:「匿名性」と「親密性」をめぐる文化社会学的研究. 関西大学出版部.
5. Matsumoto T & Imamura F. (2008). Self-injury in Japanese junior and senior high-school students:Prevalence and association with substance use. *Psychiatry and Clinical Neurosciences*, 62(1):123-125.
6. Morgan C, Webb RT, Carr MJ, Kontopantelis E, Green J, Chew-Graham CA, Kapur N, Ashcroft, DM et al. (2017). Incidence, clinical management, and mortality risk following self harm among children and adolescents:cohort study in primary care. *BMJ*, 359:j4351
7. Hetrick SE, Yuen HP, Bailey E, Cox GR, Templer K, Rice SM, Bendall S, Robinson J. (2017). Internet-based cognitive behavioural therapy for young people with suicide-related behaviour (Reframe-IT): A randomised controlled trial. *Evid Based Ment Health*, 20(3):76-82. doi:10.1136/eb-2017-102719. Epub 2017 Jul 12. PMID:28701336;PMCID:PMC10688548.
8. Hua LL, Lee J, Rahmandar MH, Sigel EJ;Committee on Adolescence;Council on Injury, Violence, and Poison Prevention. (2024). Suicide and suicide risk in adolescents. *Pediatrics*, 1;153(1):e2023064800. doi:10.1542/peds.2023-064800. PMID:38073403.
9. Solmi M, Radua J, Olivola M, Croce E, Soardo L, Salazar de Pablo G, Il Shin J, Kirkbride JB, Jones P, Kim JH, Kim JY, Carvalho AF, Seeman MV, Correll CU, Fusar-Poli P. (2022). Age at onset of mental disorders worldwide:Large-scale meta-analysis of 192 epidemiological studies. *Mol Psychiatry*, 27(1):281-295. doi:10.1038/s41380-021-01161-7. Epub 2021 Jun 2. PMID:34079068;PMCID:PMC8960395.

10. Sonuga-Barke E, Bitsakou P, & Thompson M. (2010). Beyond the dual pathway model:Evidence for the dissociation of timing, inhibitory, and delay-related impairments in attention-deficit/hyperactivity disorder. *Journal of the American Academy of Child & Adolescent Psychiatry*, 49 (4):345-355.

第 3 章

「死にたい」子どもたちを
支援する試み
（対策・予防）

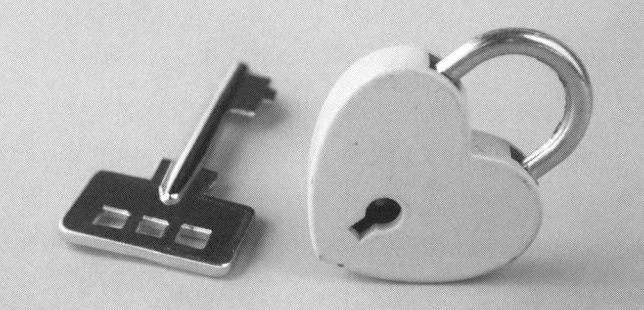

1. 子どもの自殺の実態

　はじめに、厚生労働省の「令和5年版自殺対策白書」をもとに、日本での自殺の全体像を示します（図13）。

　こちらが自殺対策白書で示されている警察庁の自殺統計をまとめたものです。1998年に3万人を超え、しばらくはその状態が高止まりでしたが、2012年に3万人を下回り、その後も減少傾向でした。しかし、2020年からは増加に転じています。これは、やはり長引いたコロナ禍の影響が大きいだろうと指摘されています。

　では、10歳代の自殺はどうなっているのでしょうか。

　年齢階級別に見た死因順位を示します（表7）。

　この表（→ p.108）から分かるように、10歳代は自殺が死因としては一番高くなっています。10〜14歳の自殺者数は128人、15〜19歳の自殺者数は632人でした。コロナ禍になる前の平成29年版自殺対策白書では、10〜14歳の自殺者数は89人、15〜19歳の自殺者数は447人でした。少子化によって未成年の人口が低下しているにもかかわらず、自殺者の人数は増えています。

　小中高生に限ると、警察庁の自殺統計で報告されているデータでは、2023年の自殺者は513人に上りました。過去最多だった2022年の514人から高止まりしています（図14）。

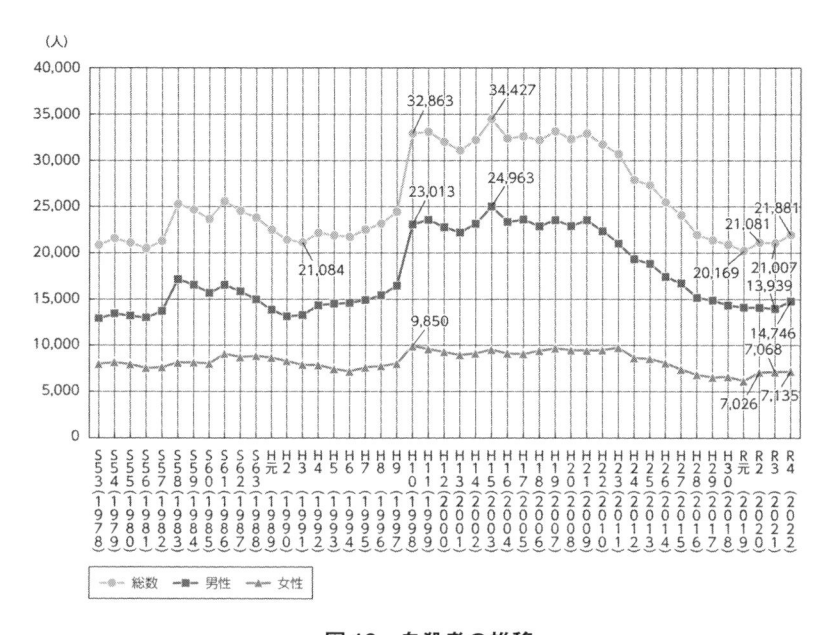

図 13 自殺者の推移

厚生労働省「令和 5 年版自殺対策白書」より抜粋

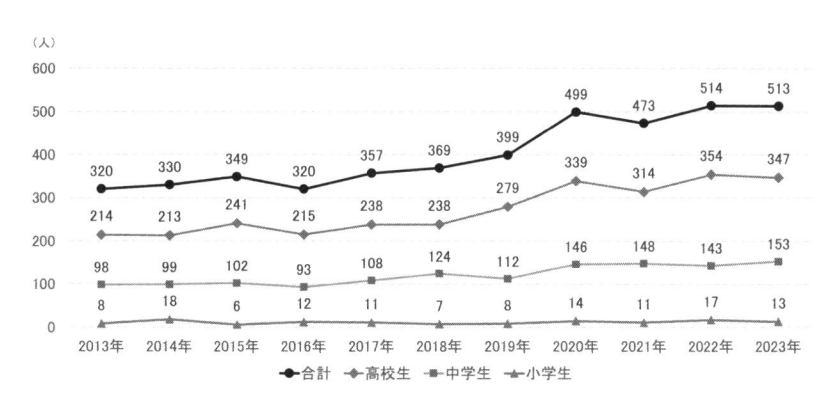

図 14 中高生の自殺者数の推移

令和 5 年 警察庁「令和 5 年中における自殺の状況」を基に作成

表7　2021年の死因順位別にみた年齢階級の死亡者数、死亡率、構成割合

年齢階級（歳）	第1位				第2位				第3位			
	死因	死亡数	死亡率	割合(%)	死因	死亡数	死亡率	割合(%)	死因	死亡数	死亡率	割合(%)
10〜14	自殺	128	2.4	29.0	悪性新生物	82	1.5	18.6	不慮の事故	52	1.0	11.8
15〜19	自殺	632	11.5	52.5	不慮の事故	162	2.9	13.5	悪性新生物	126	2.3	10.5
20〜24	自殺	1,285	21.8	58.9	不慮の事故	239	4.1	10.9	悪性新生物	157	2.7	7.2
25〜29	自殺	1,241	20.9	53.4	悪性新生物	225	3.8	9.7	不慮の事故	201	3.4	8.7
30〜34	自殺	1,180	19.0	41.2	悪性新生物	517	8.3	18.1	心疾患	197	3.2	6.9
35〜39	自殺	1,297	18.3	30.2	悪性新生物	946	13.4	22.0	心疾患	377	5.3	8.8
40〜44	悪性新生物	2,037	25.6	28.5	自殺	1,527	19.2	21.3	心疾患	757	9.5	10.6
45〜49	悪性新生物	4,296	45.0	31.4	自殺	1,945	20.4	14.2	心疾患	1,693	17.7	12.4
50〜54	悪性新生物	7,445	82.0	35.5	心疾患	2,797	30.8	13.4	自殺	1,852	20.4	8.8
55〜59	悪性新生物	11,365	147.8	40.9	心疾患	3,544	46.1	12.8	脳血管疾患	1,996	26.0	7.2
60〜64	悪性新生物	17,660	242.0	44.0	心疾患	5,122	70.2	12.8	脳血管疾患	2,645	36.2	6.6

※心疾患は高血圧性を除く
※死亡率：人口10万人当たりの死亡者
※割合：それぞれの年齢階級別死亡数を100とした場合の割合

厚生労働省「令和5年版自殺対策白書」より抜粋

2. 子どもの自殺念慮に気づくために

　第2章では、死にたい気持ちに気づくコツについて列挙しました。

　自殺予防のために最も重要なことの一つは、自殺念慮に気づくことです。

　自殺念慮にはさまざまなサインがあります。本人が「死にたい」という言葉を発することを待つだけではなく、サインに気づくことが大切です。

　もう一度おさらいしてみましょう。希死念慮と自殺のスペクトラム（連続体）を説明しましたね（→p.92、図11）。本人が消えたい、と漏らすことも、死について調べたりすることも、行動化してリストカットをしてしまうことも、自殺に向かうスペクトラムにあります。

　子どもが「死にたい」に至るには、多様な要因が複雑に絡み合ったうえで、さまざまな経過をたどって形になります。「あのことが理由かな？」と勘づくこともあるかと思いますが、ある1つの原因がはっきりしていたとしても、いろいろな角度から理由を考えることが大事です。

　例えば学校という場所で何が起きているのか知るためには、学校生活における本人の様子、クラスでの立ち位置、友達との関わり、学校の先生との関わり、学業に関して、など、さまざまな情報を知る必要があります。家庭の様子を見るときは、家庭での本人の状態だけではなく、家族全体のサポート体制を確認することも必要ですね。

　そして、対応する支援者の立場によって、少しアプローチが変わると思います。

　筆者は児童精神科医ですので、もちろん全体を見る必要はあるのですが、やはり病気や障害の相談が最も時間をかけるところになります。一方、学校の先生や保健師、カウンセラーなど、それぞれの職種で時間をかける部分は違うと思います。病院では、学校や家庭での様子を聞くとき、本人や家族が話しにくかったり、時間が足りなかったりで、直接聞けないことも多いで

す。そんなとき、例えば学校の担任や保健室の先生、神経発達症（発達障害）がある場合は支援員や療育機関の職員など、さまざまな人が関わってくれていると、情報を集めてまとめることもでき、そこで死にたい気持ちに気づいている人から話を聞くこともあります。それぞれの職種や働く現場によって、関わり方は違ってきますが、子どもと関わる全ての大人が子どもに対して一定の役割があると思います。

　もちろん、親が担うべき部分も多いですが、逆に言うと親がすべてを担う必要はありません。さまざまな分野の人に任せることも必要です。家庭で十分な時間があっても、なかなか向き合って話せないことも多いと思います。

3.　子どもの自殺念慮と向き合うために

　子どもから直接、「死にたい」と打ち明けられることがあるかもしれません。

　子どものサインを見つけて、「死にたい」と思っている子どもに関わることもあるかもしれません。

　その時、あなたならどうしたらいいと思いますか？

❶ あなたに言った「死にたい」という言葉を拾うこと

「死にたい」という言葉を出すシチュエーションはさまざまです。相談したいことがあると自発的に言うこともあれば、話の流れで思わず出ることもありますし、こちらが誘導して出ることもあれば、ひとり言のように聞こえない程度に語られることもあります。

　言った本人はどんな気持ちなのかを想像してみてください。

　もしかしたら怒られるかもしれない、まともに取り合ってくれないかもしれない、言ってしまって恥ずかしい……そんなふうに思い込んでいます。

あなたはその時、どんな対応ができるでしょう？

「死にたい」という言葉が出てきたら、子どもとの関係が深ければ深いほど、固まってしまうのではないでしょうか。でも、聞き逃してはいけません。一度発言してくれた言葉をなかったことにはできません。その言葉に対し、向き合う必要があります。そして子どもは、誰でもいいから告白したわけではありません。きっと、目の前のあなただから話したのです。

❷「死にたい」に対する説得は命令にもなる

「死にたい」と言う人に言ってはいけない言葉は何でしょうか？

「**死ぬのはダメだ**」はどうでしょう？

「なんで死んだらダメなの？」と相手に聞き返されるかもしれません。

　そこにどのような答えがあるでしょうか？

「**家族や残された人が悲しむ**」が思い浮かぶかもしれませんが、相手が子どもの場合は特に、家族との葛藤があるかもしれませんし、家族より先に自分の心配をしてほしいのではないかと思います。

「**命を粗末にしている**」はどうでしょう。命の価値って、死にたいと思っている本人とあなたとでは違うかもしれません。そうなると、死にたい本人にとっては、交わることのない平行線の理論かもしれません。

「**自殺は怖いし痛いし苦しいよ**」と言ったとしたら、相手は脅しに捉えるかもしれません。おそらく、相手はそんなことは分かったうえで話しているのかと思います。

「**いつもそんなこと言って。勝手にすれば**」はどうでしょう。これは、何度も言われて援助者もつらくなっているのかもしれませんが、相手は自分に興味をなくしていると感じるかもしれませんね。

　死にたいという気持ちには、言葉に続きがあると思います。

　そう、「**死にたいくらいつらい**」なのです。

　死にたい気持ちと、死にたい気持ちをなんとかしたいという気持ちがある

と思います。

　そこに、支援者が「死にたい」という言葉に対し、「死ぬことをやめさせる言葉」に注目しても、話が平行線になります。

❸「死にたい」という言葉を受け止める

「死にたい」は「死にたいくらいつらい」であることをお伝えしました。

　その言葉を言った子どもは追い込まれています。

　そういう時にどうするべきでしょう？

　まずは「死にたい」を否定しないことです。

　本人がそう思っているのですから。

　したがって、なぜそう思っているのか、話を聴くことが大事です。

　子どもは「死にたい」を通じて、自分への理解を求めているのだと思います。

　子どもが抱えていることを、聴いていきましょう。

「どうしてそう思うのか？」

「いつからそんなことを考えていたのか？」

「いつもそう感じてしまうのか？」

　などなど……。

　もしも、あなたが動揺していたら、動揺している気持ちを率直に伝えてもいいかもしれません。

「死にたいなんて言葉が出てくるとは思わなかった。ちょっとびっくりしているけど、簡単に出てくる言葉じゃないと思う。伝えてくれてありがとう。しっかり聴きたいから、もう少し教えてくれるかな」

　といった感じで答えるのはどうでしょう。

- 告白してくれたことに感謝する
- 聴く態度を示して接する

この2つで、大人側の向き合う姿勢を感じ取れると思います。

4. 子どもの自殺念慮への対応のコツ

子どもの自殺念慮に対して、真摯に話を聴くことの重要性をお話ししました。

第2章の死にたい気持ちに気づくコツについては、そのまま自殺念慮の原因を知るアセスメントになります。さまざまな要因が自殺念慮を生み出すことになります。

また、「死にたい」という言葉はあなただから伝えた、と考えて行動するべきともお話ししましたね。

子どもたちは簡単には「死にたい」とは言いません。診察をしていても、診察開始直後に相談があることは少なく、診察の後半や終盤でこの言葉が出ることが多いです。筆者の場合、診察の最後に「何か今日、言い忘れたことや伝えていないことなど、ないですか？」と聞くようにしています。ほとんどの方は「特にないです」と答えますが、そのような中、「死にたいと思うことがよくある」などと言ってきたら、それは大きなことです。

この言葉を拾うことの大切さは先ほど説明しました。

では、対応するうえで大事なコツを3つお伝えします。

それは、

① **親や家族に伝えることへの説得**
② **自殺しない契約を形だけにしない**
③ **一人で抱え込まない**

です。

　まず、①の親や家族に対してですが、子どもがこのような感情を持っていることを、普段接する保護者は知っているべきです。主治医は患者さんとの信頼関係は大事ですし、患者さんの意向を無視することはできません。しかし、命の危険性が迫っている場合は、守秘義務の原則は問われないこととなっています。命よりも大切なものはないですからね。

　もし、子ども本人が「親には言わないでほしい」と言ってきた場合はどうでしょう？　その場合、

「なぜ親に言いたくないのか」

を聴く必要があります。

　もちろん、子ども本人のことをよく知っていれば、より分かりやすくなると思います。

「親を心配させたくない」と、保護者の気持ちを心配している場合もあれば、「親に言ったら怒られる」と、自分との関係性を心配している場合もあり、あるいは「親に言っても何も変わらない」と、親を見限っている場合もあるかもしれません。その理由に合わせた説得が必要でしょう。他にも、「死にたい気持ちの原因が親」という場合もあれば、「親に言ったけど怒られた」など、親にアプローチしにくい場合もあります。これらの場合は、死にたい気持ちをもう少し深掘りして聴くきっかけになると思います。

　次に、②ですが、医療現場では時々、自殺しない契約を結び、カルテに「自殺しないことを約束させた」と書かれていることがあります。自殺念慮のある患者に「自殺しない誓約」（no suicide contract：NSC）をしてもらうという自殺予防戦略は、1973 年にその有効性が示されて以来、世界中で用いられています（参考文献 1）。一方で、NSC が有効であるという疫学的データが存在せず、NSC が自傷行為を増加させる可能性があることを指摘する報告もあります（参考文献 2）。同報告では、NSC が自殺予防効果を持つには、良好な治療者—患者間の治療同盟が確立していることが大切であることも示されています。例えば救急現場で行われる場合は、患者さんの意思能力が減弱している場合も多いでしょうし、対応する医師はその日限りで、その

後の介入の予定もないなか、ルーティンの作業で行う NSC は意味がありません。今後も定期的、永続的に診療する主治医が患者さんのことを心配し、次回の診療の約束もしたうえで行う場合に効果があるのでしょう。

　そして、最も大切なことが③です。自殺念慮を打ち明けられた方は、非常に難しい判断を強いられることになります。どう対応したらいいのか、言葉がけから具体的な対策に至るまで、悩みが尽きないことであろうと思います。あなたの身近な方、子どもと共通の知り合い、上司などに相談することも大事です。筆者の勤務する児童精神科では、毎週のように患者さんのことを相談するカンファレンスがあります。このカンファレンスで、他の人の視点や助言を取り入れることで、治療が大きく進むことがあります。一人で抱えていると、子どものことを大事に思えば思うほど、視野狭窄になりがちです。少し離れた視点でのアドバイスは、具体的な気づきになることもありますし、このような相談の場があることや誰かに相談できるということは、一人で抱え込まないことにもつながります。

5.　国内での自殺予防教育の取り組み

　国内で行われている自殺予防教育で、筆者が特に共感しているものが、阪中順子先生が行っている「いのちの授業」です。
「いのちの授業」は２年間にわたって全 10 時間の授業を実施し、メンタルヘルスの理解と自殺予防の学習を行います。プログラムは基礎学習として自分の誕生や生命の誕生、死や健康についての学習を１年目に行います。自殺予防に関する学習は２年目に行います。自殺に関する知識や体験談、そして生徒たちのグループワークや友達に死にたいと打ち明けられた際のロールプレイが含まれています（参考文献 3）。

　次節で紹介します愛媛県の取り組みの一環で、筆者も愛媛県の一つの地域において、中学生に対する自殺予防教育として「こころの講座」を行ってい

ます。この「こころの講座」は2012年から始まり、現在は中学校のみならず町内の高校でも実施しています。「こころの講座」は、90分の授業（表8）ではありますが、その中の20分はロールプレイに時間をかけています（参考文献4）。なお、当初は90分の講座をしていましたが、中学生に対しては少し長丁場になるので、導入の部分やアンケート結果について、および町内外の相談先の紹介は町職員に任せ、「こころの講座」は現在は50分に短縮しています。

中学生生徒に感想を聞くと、講座に関しては毎年6割以上の生徒が「よかった」と回答してくれています。こころの病気についての説明に関しては、「誰でもなる可能性がある」という回答が毎年最も多く、生徒たちにとって講座で最も強く印象に残るポイントのようです。

印象に残ったことの一つに、ロールプレイと回答してくれた生徒も多いです。筆者が行ったロールプレイは、2人1組になって1人が悩み事を言う役割、もう1人が悩みを聴く役割です。具体的に例を示します。

　　ここは放課後の学校の教室。
　　友達とたまたま二人になった時
　　「○○（思いついたこと、何でもいいです）で悩んでいて、すごくつらい」
　　といった悩み相談をしてみてください。

と、しています。

ロールプレイをしていると、生徒たちは少し恥ずかしそうにはしますが、しっかりと役になりきって相談をしてくれます。実際にどのような対応をしたのか、生徒たちに聞いてみると、
「僕はつらい気持ちになった理由をしっかりと聞きました」
「私はなるべく明るい話に変えてみました」
「僕はそんなことで悩むより今日は遊びに行こうよと言いました」

表 8 「こころの講座」の内容

内容	目的	時間
こころ（心）について	講演そのものに関心を持たせる。	10 分
医師（精神科医）の仕事	講師の自己紹介も含め、本講演のようなメンタルヘルス活動を紹介し、精神科医療について知ってもらう。	5 分
思春期（中学生）のこころの特徴	生徒が内々に思い悩んでいることに対して、一般的な中学生の特徴に当てはまることが多いことを知ってもらう。	20 分
生徒のアンケート結果	リスクが高い生徒もいることを説明し、身近な問題であることを認識させる。	5 分
こころの不調時に自分で気づく症状、周りが気づく症状	こころの不調、自殺のサインなどを説明する。生徒同士でも対応が必要になるかもしれないことを伝える。	10 分
こころの病気（特に子どものうつ病）	精神疾患について、特別ではないことや、治療が必要になることを知ってもらう。	10 分
悩みを打ち明けられた時の対応（ロールプレイ）	生徒同士でペアを作り体験させることで対応方法を学ばせる。さらに、悩みを聴くときの姿勢、聞き手の重要性などを伝える。	20 分
子どもが期待する大人のイメージ	教職員、保護者に対してもメッセージを送ることで、生徒が大人に頼りやすくなる。	5 分
町内外の相談先の紹介	自殺に関するセーフティーネットを周知する。	5 分

筆者作成

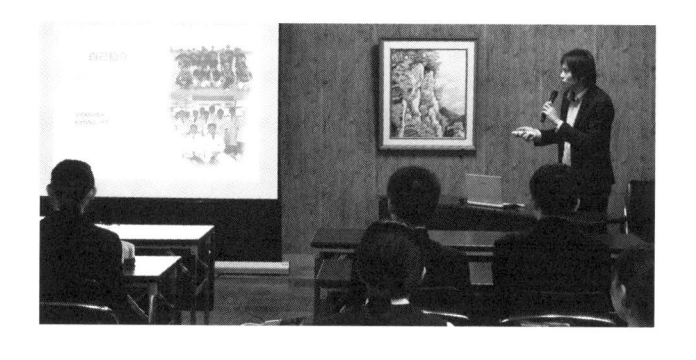

など、さまざまな答えを言ってくれます。

筆者は生徒たちの回答に対して、どの回答も相手のことを思いやって出した言葉であり、正解不正解はなく、みんながしっかり相手に向き合っていることをまずは褒めます。そして、こころの調子が悪いことを相談することはとても勇気がいること、相談された内容を真摯に聞くこと、寄り添うことの大切さを伝えています。そして、重要な悩みの場合は、自分だけで抱え込まず、信頼できる大人に相談することが必要であることも必ず伝えています。このロールプレイを通して、勇気をもって相談することの大切さ、話を聴くことの重要さ、悩みを一人で抱えてしまうことの怖さなどを感じ取ってくれる機会になります。中学生に対しては一方的な講義だけではなくロールプレイで体験してもらうと、その実際の体験が印象に残るのかもしれません。

国内では他にも、川野健治先生が小・中学生向けに自殺予防教育プログラム「GRIP」を開発しています。こちらは自殺に至る前に子ども同士や子どもと大人の間で「援助関係が成立する」ことを目標としています。相談する／されるためのスキルを、5時間の授業で行います。内容は、ストレスコーピングの段階的学習、ゲームやディスカッションによって他者の気持ちへの気づきを獲得する対人相互交渉の学習、生徒同士での相談で解決が困難な状況において、信頼できる大人に相談できる能力のスキル学習といった段階に分かれています（参考文献5）。

2017年に改定された自殺総合対策大綱では、子ども・若者の自殺対策をさらに推進するために、「SOSの出し方に関する教育」が推進されることになりました。これによって、2018年には全国の教育委員会や学校向けに、「SOSの出し方に関する教育」を年1回は必ず全校生徒に行うよう通知がなされ、実施体制まで細かく指示が出されました。つまり、現在は必ずどの学校においても自殺予防教育がなされているということになります。愛媛県でも現在、すべての小中学校でSOSの出し方に関する教育の授業がなされています。各自治体から指導用の資料なども配布され、子どもの身近な存在である学級担任が、養護教諭やスクールカウンセラーと連携して実施すること

が推奨されていますが、各自治体や学校で講義する先生はさまざまなようです。

　小学生にも SOS の出し方に関する教育が必要な理由は、実際に自殺を企図する年代よりも早めの介入が必要だということでしょう。自殺をしたいという気持ちは、人とのつながりがなく、孤立している状態である「所属感の減弱」と、自分が生きていることが周囲の迷惑になっていると認識してしまう「負担感の知覚」が重なることで生じるといわれています。このような考えが続いている時に、自分が抱えている困難な問題を解決する方法が見つからないと、死にたい気持ちが生じてしまいます。その前に、助けてくれる人や場所の存在を知り、助けを求めること、つまり援助希求能力を高めることが、SOS の出し方に関する教育の目的です。

　この教育をさらに洗練していくためには、何らかの形で教育の効果を評価し、検証することが必要です。実際の自殺者数をアウトカムにすると、図14（→ p.107）で示したように中高生の自殺者数はこの数年は高止まりしていますが、この教育は援助希求能力を高めることや死にたい気持ちに対してアプローチをすることが一番の目的です。したがって、効果の検証は授業を受けた子どもたちがどのように感じたかが最も重要なことかもしれません。

6. 愛媛県における自治体と医療機関の協働による 子どもの自殺対策

　ここで、少し筆者の取り組みを紹介します。

　筆者は愛媛県にある大学病院で診療をしています。愛媛県の自殺者数に関しては、2007 年に 392 人とピークになり、自殺死亡率は全国 11 位でした。なかでも愛媛県久万高原町は県内で最も自殺死亡率が高い地区でした。この久万高原町は、人口が当時 1 万 1128 人と小さな山間部の町であり、精神科・心療内科を標榜する医療機関がありませんでした。そのため、同町は愛

媛県における地域自殺対策事業のモデル地区となっています。そこで策定された活動が以下のとおりです。

① 地域住民や事業所職員を対象とした、地元医療機関の内科医による自殺予防に関する講習会の開催
② ハイリスク者の早期発見・支援のため、健診事業を活用したうつスクリーニングの実施および訪問相談
③ 地元医療機関医師と保健師、および関連機関職員が参加し、情報交換・個別のケースの検討などを行う「支援ネットワーク検討会」の開催
④ 警察・消防・民生委員・精神保健ボランティア・人権擁護委員など関係者による「こころの健康推進委員会」を開催
⑤ 地域見守り推進員傾聴ボランティアの育成と地域見守り活動の実施
⑥ 自死遺族への支援

これらの活動を続け、支援体制や連携の構築を進めてきました。

同町では未成年者の自殺はそれまでにはありませんでしたが、こころの病気の早期発見・早期支援、およびこころの健康づくりのため、思春期に対して介入の必要性を感じていたそうです。久万高原町保健福祉課が中心となり、教育委員会や学校に調査・介入の必要性を繰り返し説明した結果、2012年度から思春期における自殺対策事業を筆者が所属していた愛媛大学医学部の精神神経科学講座と協働することが決まりました。内容としては、より予防に重点を置き、上記の活動の①〜③を中学生向けに行いました。以下のとおりです。

❶中学生を対象とした精神科医による自殺予防に関する講習会の開催

これに関しては 2012 年度より久万高原町の全中学校に開始しました。当初は子どもの診療を中心に行っている精神科医が町内の中学校 3 校に直接うかがって、「こころの講座」と題したメンタルヘルスに関する講演をしました。現在は中学校のみならず、小学校や高校でも行っており、講師も精神科医に限らず、研修を受けた心理士や保健師などの医療・福祉関係者で行っています。

❷ハイリスク者の早期発見・支援のため、学校におけるメンタルヘルススクリーニングの実施

これに関しては毎年、質問紙によるアンケートを実施しています。内容はうつ病のスクリーニングや睡眠時間、ネットやメディアの使用時間、自尊心に関することです。アンケートの調査内容は毎年少しずつ変えていますが、必ず「この数週間のうちに、この世から消えてしまいたいと考えたことがある」という項目や、「この数週間のうちに、自殺したいと考えたことがある」という項目を入れています。少しぎょっとする内容かもしれませんが、この質問に対して毎年 1 割前後の生徒が「ときどきあった」または「たびたびあった」のいずれかにチェックをしています。チェックだけではなく、自由記入欄も用意して、SOS を出しやすいようにしています。生徒たちが回答した内容を筆者らが確認して、その回答や結果に対してコメントを入れ、1 枚の返却用紙にまとめています。この用紙を個別に生徒および保護者に対して、個別懇談の時間を使って教師から渡すようにしています。もちろん、生徒自身が不安にならないため、または非常に心配な回答をした生徒に対する保護者や学校教員の不安に対して、筆者らが相談を受ける、病院に受診ができるサポート体制をつくっています。

❸地元医療機関医師や保健師、担任や養護教諭などの学校関係者、スクールカウンセラーやスクールソーシャルワーカー、および関連機関職員が参加し、情報交換・個別のケースの検討などを行う「支援ネットワーク検討会」の開催

これに関しては年に1回、ハイリスクと認定された生徒のケース会議を行っています。保護者から相談があり、検討会での討論に同意いただいた場合は特に、医療学校連携が必要であることが多いです。

これらの活動を10年以上続けており、現在はメンタルヘルスの講義は「こころの講座」として各学校の年間カリキュラム上の一つとして位置づけしてもらっています。小・中学校は学習指導要領によって年間のカリキュラムが決まっている中、自殺対策の予防事業を優先的に実施してもらっています。特に「こころの講座」は、2012年に開始して以来、外部講師の委託による特別な授業として位置づけをしていただき、筆者としてもこの活動が子どものこころの健康に寄与されていることを期待し、続けています。また、SOSの出し方に関する教育の部分でも述べましたが、このような取り組みに対しては効果の検証が必要です。筆者の調査では、「こころの講座」に関しては6割超の中学生が「よかった」、3割5分の中学生が「まあまあよかった」と評価し、ほとんどの生徒が前向きな評価をしています。また、質問紙によるメンタルヘルススクリーニングも6割5分の中学生が「自分の気分や行動を振り返る機会になった」と回答しました。ただ、この調査はSOSの出し方に関する教育が始まる前のものです。愛媛県久万高原町ではSOSの出し方に関する教育の事業が広まった今でも、筆者が立ち上げた「こころの講座」は並行して続いています。今後も愛媛県で行っているこれらの取り組みの効果に関して検証を続け、それが全国的に広がり子どものこころを救う一助になることを目指していきます。

参考文献

1. Drye RC, Goulding RL, & Goulding ME.（1973）. No-suicide decisions:Patient monitoring of suicidal risk. *American Journal of Psychiatry*, 130(2):171-174.
2. 齊尾武郎，栗原雅直.（2019）. 自殺しない誓約は有効か？　臨床評価，47(1):153-162.
3. 阪中順子.（2011）. 子どもの自殺予防―生徒向け自殺予防プログラムを中心に―. 児童青年精神医学とその近接領域，52(3):295-300.
4. 河邉憲太郎，堀内史枝，妹尾香苗，近藤静香，竹之内美希，上野修一.（2014）. 研究と報告 地域における中学生への自殺予防対策の取り組み―愛媛県久万高原町メンタルヘルス実態調査. 精神医学，56(7):575-584.
5. 学校における自殺予防教育プログラム GRIP 関連資料. https://www.shin-yo-sha.co.jp/grip/

「死にたい」を乗り越え
大人になった少女

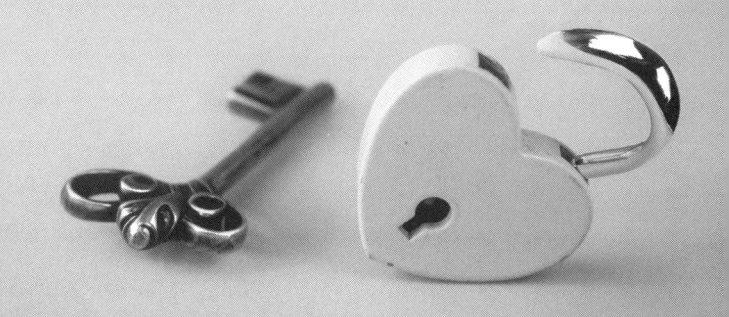

　第4章は、今まで紹介してきた事例と同じように、「死にたい」気持ちを抱えて病院を受診した13歳の中学1年生女子Kさんの話です。

　Kさんは現在22歳です。

　Kさんが初めて児童精神科に来院したのは13歳の時です。彼女は当時、さまざまな葛藤を抱えていましたが、長い時間をかけて一つひとつ困難に立ち向かい乗り越えてきました。このたび本書を構成するにあたって、当時の振り返りに協力してくれました。

　まずはKさんについて紹介します。

　Kさんは長女ですが末っ子で、発達発育にも心配がなく健やかに育ちました。幼少期から明るい性格でした。

　大きな出来事は中学1年の時です。

　体育の授業中に熱中症になって、病院に運ばれました。かなり憔悴^{しょうすい}していたので数日入院が必要でした。退院した後もずっと体調が戻らず、食事がとりにくいことから体重も減っていきました。夏休みの間中ずっと調子が悪く、2学期に入っても学校に行けない日が続きます。

　内科を受診すると自律神経失調症と診断されて、お薬も処方されました。それでも症状が改善しないことから、児童精神科の受診を勧められました。

　2カ月先の11月に児童精神科の受診が決まりましたが、Kさんはこのときすでに「死にたい」気持ちを抱えていたようです。お母さんに分からないように、病院の内科で処方されていた薬をためこみ、一気に飲んでいました。

　Kさんは初めて病院に来た時、一緒に来ていたお母さんとは別で一人で診察室に入ることを希望しました。口数は少なかったのですが、少しずつ話をし、過量服薬のことも教えてくれました。お母さんと別で話をした理由を、親に頼りたくない、困ったときに頼れる人が欲しい、と語りました。

　お母さんとも個別で話を聞きました。お母さんはKさんが食事をあまり

とらないこと、腹痛を訴え薬をたくさん服用しようとすること、睡眠リズムが昼夜逆転になっていることなどたくさんの心配事を話しましたが、最も心配なことは、K さんが死にたいと思っていること、そしてその理由がお母さんには分からないことでした。

　定期的な外来診療と、学校の代わりとなる適応指導教室も利用しました。しかし、死にたい気持ちは一進一退を繰り返していました。

　中学 3 年生になって、いったん消えていた死にたい気持ちが強くなりました。主治医もお母さんも K さんを自宅で過ごさせることが心配になり、K さんは中学 3 年の 9 月から精神科病棟に入院することになりました。

　入院では、休養を取ることと、スタッフが K さんに寄り添い話をすることを主軸に治療が始まりました。しかし、入院しても死にたい気持ちがなくなることにはならず、時には大声をあげたり、紐で首を絞めたりすることがありました。K さんの調子が本当に悪い時にはお母さんに付き添いで宿泊してもらうこともありました。入院当初は 1 カ月の予定でしたが、結果的に翌年 3 月までの約半年間を病院で過ごすことになり、退院とほぼ同時期に中学校も卒業となりました。

　高校は通信制高校に進学しましたが、いったん影を潜めた死にたい気持ちが 7 月に再度、出現しました。高校を卒業するまで、短期間の入院を 3 回繰り返しました。その後も、死にたい気持ちが完全になくなることはありませんでした。

　高校卒業後、アルバイトをしながら生活していましたが、20 歳になった翌月、今までにない体調の悪さを感じました。近医を受診したところ、腎・泌尿器系疾患の指定難病の一つを発症したことが分かりました。

　K さんは身体の治療で入院が必要となりました。入院期間中、精神的にも調子が悪くなることを心配して、毎週診察を行いましたが、気持ちの落ち込みや死にたい気持ちは出てきませんでした。1 カ月の入院で退院できました。

　退院後、以前と比べて死にたい気持ちが圧倒的に減りました。仕事に関し

ても、自分がやりたいという気持ちだけで押し進めるのではなく、自分の性格からどういった仕事が合うのかを客観的に考えて主治医に話をするようになりました。この頃には、Kさんの成長をお母さんも感じておられました。少しずつ、将来についての希望が明確になってきました。自立に向けて、地元から離れて生活していきたいという希望です。Kさんは新しい道を歩もうとしています。

　診療も今年で10年目になります。ここで、過去の振り返りもすることとしました。

　ここに出てきたKさんの主治医は愛媛大学大学院医学系研究科　児童精神医学講座の堀内史枝教授です。Kさんと主治医（堀内教授）が二人で語り合ったこれまでの回想を、以下に紹介します。

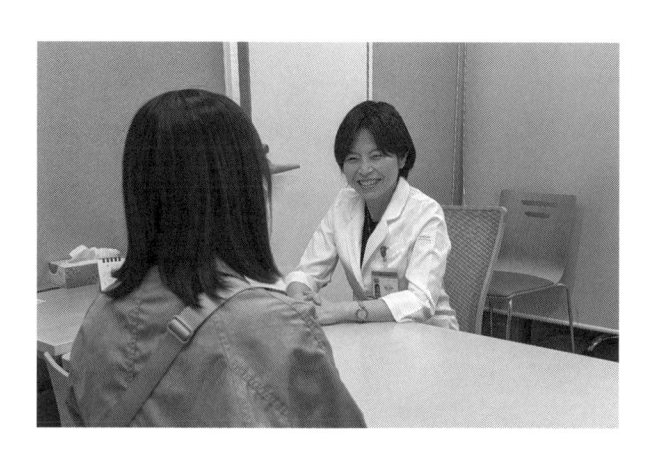

K さんへの聞き取り
── 今までの回想 ──

医師の発言は（　）で記載

（初めて死にたいって気持ちが出てきたのはいつ？）
　中1の時ですね。最初来た時、なんかお薬いっぱい飲んじゃったとかあった。

（14錠だったね）
　それは忘れていました。でも、言われてみればこのことを話した記憶だけはあります。とりあえず気持ちを紛らわしたいなって感じで飲んだから。

（そういう気持ちが突然湧いてくるの？）
　はい。でも、やっぱり日々何かしら、なんかたまる感じがありました。嫌なことがちょっとずつあって。環境の変化とか、周りの人とかも変わっていって、そういう日々の小さなストレス。行き場のない気持ちをまとめて、死にたいって言った。他に何て言ったらいいか分からなかった。死にたいと言ったことで、なんか分かってもらえた感はあった。特にお母さんの反応。今までとやっぱ違うなとは思いました。

（お母さんはどんな人だった？）
　ちょっと厳しくて怖かったです。すごく厳しく言われたのは幼稚園ぐらいの時だと思います。小学校に入ってからもちょっとはあったと思います。

（その時、お父さんはどうしていた？）
　お父さんは別の部屋にいるみたいな。助けに来てくれるのはないですね。

記憶では、1回だけやりすぎと、止めに入るのを見たことがあります。1回だけ、それ以外はもう記憶にない。だから、お父さんに助けてって言えばいいとは全く思わないし、そういう気持ちにならなかった。助けてくれなさそう。だから、誰かに助けてという気持ちにはならなかった。

　耐えて耐えて小学校生活を送りました。でも耐えてるっていう感覚もなかった。あんまり疑問に思ってなかった。他の家庭と比べることもないし。

（じゃあどの時点で気づいた？）

　大きくなると他の友達とよく遊ぶようになって、お家に行ったりとか、友達と一緒にいる時間が増えてくると、友達の親との関わり方とか見えるようになった。叩かれたりしてなさそうだな、みたいな。なんか親子で友達みたいに話すんですよ。みんな、そんなに仲良くしているのか、と思って。私は一緒にいても、なんかちょっと緊張する感じがありました。

（それが小学校の時の記憶だね。他には何かあった？）

　小学校の時は、記憶としては楽しく過ごしていたと思います。変わったのは中学校に入ってから。不登校になってからうまくいかなくなった。それと、人の言葉をすごく気にするようになったのはありますね。今まで気にならなかったことが、なんかちょっと刺さるというか、そうですね。悪気ないかもしれないですけど、やっぱ同級生の男子とか、陸上部で同じ部活の男子とかから言われたら傷つくようなこともあった。

（例えば？）

　中1に熱中症になった後に部活の大会があった。頑張ったのに、体がしんどくてうまくいかなかった。タイムが悪くて、それ自体も結構しんどかったけど、男子に「遅っ」と言われて。その時は部活のために学校に行ってるみたいな感じだったので、結構ショックでした。思い返すと熱中症がきっかけだったのかもしれない。

（歯車が狂った感じ？）

　そうですね。先生が、「おまえ、もうちょっと痩せた方がいい」って言って。みんなの前で言われて恥ずかしかった。最終的に離任式で謝られたんですけど。言わなくてよくないですか？　なんか、ずっと引きずっちゃって、嫌な気持ちがずーっとなんかどんどん強くなったっていう感じで。

（最初に11月に病院に来た時の気持ちは？）

　来た記憶はあるんですけど、待つのが嫌だな、とか、他の病院にも行ってたから、また病院か、とか思ってた。その前に熱中症で入院してたから。精神科っていうものが、そもそもどういう人が来るのか、知識が全くないまま連れて来られました。だから、自分としては来る場所が増えたな、くらいの感覚だった。

（不登校になったことについて）

　不登校になると、すごく考える時間が増える。家にいる時間が増える。そこから「死にたい」が強くなった。親は昔より優しくなった。

（薬の治療は役に立った？）

　ずーっと飲んでるやつは、正直効果は分かんなかったけど、いったん気持ちを落ち着かせる薬には結構、救われてました。役に立った。

（入院のことは？）

　入院、全部で4回くらいしましたね。ちょっと前は思い出すことが多かった。あの時期はなんであああだったのかなって。もっと違う道があったんじゃないかと感じてしまうことがあった。

（最初の入院は中学3年生だったことは覚えている？）

　初めて首を絞めたんですよね。パーカーの紐で。記憶にありますけど、死

んでやる、という気持ちはなかった。何か気を紛らわしたかった。つらいから助けて、という気持ちで、本気で死にたいわけじゃあなかった。

（看護師さんには聞いてもらわなかった？）
　その時にナースコールをわざわざ押して、聞いてほしい、っていうふうにはならなかった。

（お母さんが泊まることになったことは？）
　本当は乗り気ではなかった。でもそうすると言われたから断れなかった。いつの間にか決まっていた。誰かにいてほしい感じと、一人になりたい感じと、両方あった。お母さんとは今までそんな、ずっと一緒にいるとかはなかったし、あれはあれでよかった。

（退院後は通信制高校に入学したけど、どうだった？）
　高校の方がしんどく感じました。やっぱ周りの人と比べちゃって、中学も全然行ってなくて授業も分からないけど、周りを見たらちゃんとできていて。
　より死にたい気持ちが強くなって、私を殺して、とか言ってた。後から何でこんなこと言ったのかと思ったけど、やっぱり言わないと気が済まなくなっちゃってたと思う。
　高校卒業してから、当時付き合っていた彼に、「自分を中心に世界が回っていると思わないで」と言われた。「他人の意見があることも忘れないで」ってことも。それが衝撃的で、意識が変わって、自分がその人に依存しすぎていることに気づいた。

（そこから何か変わってきた？）
　それだけじゃなくて、同じ年に体のことで入院したから、これで結構変わりました。いろいろやったけど、ダメだったからもう諦めたみたいなところ

もあるかもしれない。もう死にたいって考えるのも疲れたみたいな。だって、その時の主治医がお母さんに、「どうなるか分かんないので覚悟しといてください」って言っているのを聞いた。それ聞いてなんか、今まで自分が自分を痛めつけていたのが、かわいそうに思えてきちゃって、体が。何でそうなったのかも分からないけど、数値が良くないって言われて腑に落ちた感じも大きい。

（今後どういうふうになりたい？）

　楽に生きたい。

　前は楽をすることがすごく悪いことだと思ってた。

　何かしら家の緊張感があった。勝手に感じていただけかもしれないですけど。やっぱ当時はすごくきつかったな、と思います。今でもやっぱ戻りたくないなって思います。

（もし当時の自分に何かできるなら、なんて声かけてあげたい？）

　もうちょっと肩の力抜いた方がいいよ。

　それができないからしんどいと思うけど、頭を空っぽにした方がちょっとは楽になると思うよって言いたいですね。

（今死にたいって思っている子に対して言葉を送るとしたら？）

　何でしょう……あ、でも先生が内科で入院していた時に言ってくれましたよね。

　絶対いつかはみんな死ぬからって。

　一番すっと頭に入った。

　今、しんどい、というのをどうにかしたいというのは分かるけど、いつかは死ねると思ってやっていくと、「まあ、いつかは死ぬし」って楽になった。

　その時は、今のしんどさが永遠だと思ってた。いつか絶対終わりが来る。私もそうだし、嫌なことを言ってくる人がいても、その人も終わりが来る。

だから、自分にすごい苦しんで、死ぬのはなんか、してほしくないなって思います。

K さんのお母さんへの聞き取り

（しっかりと K さんは今までのことを話してくれました）

　私自身は、なんせ子どものことよく分かってなかった。

　初めて気がついたのは、K が中学の時で、学校で熱中症になって入院しました。その後から学校に行けなくなった。

　ずっと言ってくれなかった。なんであの後、学校に行かなくなったのか。

　中学校を卒業してからです、言ってくれたのは。それだけ親のことを信じてもらえてなかった。

（どのように教えてくれました？）

　友達からいじられていた。仲のいい子から、1 対 1 ではいいけど……。集団というかグループになると、ちょっとしたいじめじゃないけど、そこに同調しなかったら何て言うのかな、本人が入れなくなったみたいです。入るためには、そのいじる中に入らないといけないから、すべての関係性を切りたいと言っていました。ケータイもすべて消去していた。

　学校の先生が訪問して来られた時もあるけど、それも嫌なんだと感じた。ちょっとした何気ない言葉が、本人はしんどかったようです。

（小さい頃、お母さんは厳しかった？）

　厳しいというよりも何て言うかな、ちょっと家庭環境にいろいろ問題があったので余裕がなかったと思います。自分が厳しいとも思ってなかったし、自分も同じような感じで育ってきたから、ただ同じようにするみたいな感じでした。

（K さんが死にたいっていうことを言ったときは？）

　あまりにもショックすぎて。普通はいろんな希望、こういうことしたいと

か夢とかがあるだろうに。高校になるまでに死にたいとか期間をつけていた。期間はちょっとずつ延びていくけど、20歳になるまでは死にたいって言っていましたね。実際に言うだけではなく、行動にも移していたから、本当に死ぬんじゃないかと思っていました。ずっと心配が続いていました。

　だから、毎朝子どもを起こしに行くとき、「生きてるかな？」って思っていました。それが一番きつかった。部屋で物音がしたらホッとする。心配で夜中に見張りをしていたこともあった。こちらの体がもちませんよね。

（何回も入院したことはどう思っている？）

　入院を繰り返してしまったと思っていたけど、今では意味があることだったと思います。最初のうちは入院してホッとしてました。最初のうちはね。何かあっても大丈夫と思っていた。すぐに何か（病院で対処）してもらえるだろうし、家からいなくなる心配もなかった。前は急にどこかに行ったりしていたから。

　繰り返していくうちに、原因が母親で家にいたくないのでは、と思った。最初は私もそう思ってないので、気づかなかった。気づいたのは何回か入院してから。だから、気づいてからは居心地がいい家というか、ここにいたい、と思える家にしようと思った。

（病院に来ることでどのようなことがありましたか？）

　学校で相談したかったことはたくさんあったけど、友達関係の悩みって相手の家庭もあるから、学校の先生に言っても難しいことが多かった。病院にはすがる思いで来ましたね。あとは、他の保護者の方とお話しできたり、そんな関わりがあればよかったです。私と娘との関係も悩んでいました。病院は子どものために来るので、その時間は空けるじゃないですか、仕事は休んで。それが唯一、あの子と深く本音で話せるような、きっかけになりました。居場所がない、家にいたくないって言っていましたね。そんなことは早く言ってくれたらね、もっと楽しめたのに……ってこっちは思うけど。でも

本人はそれが言えなかった。

（今は新しい環境として県外に出ようとしているけど？）

　新しい環境で、それでできるだろうかって思うけど、もう心配しても仕方ないので、本人が思う通りに。これから何を準備してあげたらいいかなと思っています。ここまで家で充電できたからこそ、出たいって思えたと思います。

（死にたい子どもを抱える母親たちに対してメッセージを送るとしたら）

　そうなっている原因ってやっぱり親にあると思う。子どもはそうやってメッセージ送っている。気づいてほしいと。子どもの声というか気持ちが、本当に私も分かりたいと思うようになった。気づきというか、親も変わらなきゃいけない、それは思います。

　子どもは簡単に言ってくれないじゃないですか。だから何があっても否定しないで受け入れるような努力は必要だと思います。小さい時の子育ては、ダメって言っちゃうことが多いと思うので。それが続くのは、良かれと思ってしていることも多いからかな。親は一生懸命やっていても、子どもって変わらないと思った。現実を受け止めるのに時間はかかりましたね。それと、どう自分が変わったらいいか分からないときは、話せる人を作ってほしい。

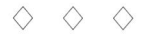

　Kさんもお母さんも、それぞれ1時間ずつ振り返りでお話をしてくれました。Kさんの「死にたい」にはメッセージが含まれています。そのメッセージに込められた思いをお母さんが受け止められるようになり、Kさんを取り巻く周りの人や環境も変化をし続けました。Kさんが自己肯定感を持てるようになったのは、この10年の関わりがあったからこそだと思います。これから先の未来を歩もうとしている二人を、心から応援しています。

あとがき

　筆者は児童精神科医として、子どもの診療を始めて18年目になります。駆け出しの頃に診ていた子どもが、結婚して子どもを授かり、久しぶりに挨拶に来てくれました。子どもの成長を見届け新しい命にも触れることができ、児童精神科医として冥利に尽きるというのはこういうことなのかなと感じています。

　生まれる命もある一方で、亡くなってしまう命もあります。

　精神科医は他の診療科の医師と違い、患者さんが亡くなってしまう経験はとても少ないです。しかし、自殺の約9割に精神疾患があることが報告されているように、自分の診ていた患者さんが自殺してしまったという経験を持つ精神科医は少なくありません。

　この本の事例には紹介しなかった、筆者が最もこころに残っている経験をここで紹介します。

　筆者が児童精神科専門の病棟で仕事をしていた時に、高校生の女の子の担当になりました。その女の子は中学時代に不登校であり、高校は通信制高校に通っていましたが、強い希死念慮を抱いていました。入院した理由は希死念慮があるため家庭では目が離せないということです。家庭は母子家庭で母親も仕事をしなければなりません。

　まだまだ経験不足だった筆者は、とにかくこの子と関わることが大事だと思い、毎日話をしました。最初はたわいもない話が中心でしたが、時間をかけるとその子の話も少しずつ深くなり、死にたい気持ちも吐露してくれるようになりました。夜にパニック発作が出現し、死にたくなる衝動が出て大声を出すことも多々ありました。筆者は当直もしていたので、タイミングが合うことも多く、ベッドサイドで眠れるまでそばにいたこともあります。

　入院して2カ月ほどたつと、精神的には回復に向かっているようで、筆者だけではなく担当看護師や他の子どもの患者さんとも仲良くなり、パニック

発作も少なくなりました。

　病院から高校に通うことも許可していたため、日中は高校に通っているという日も増えてきました。

　あるとき、市内の総合病院から電話がありました。

　交通量の多い横断歩道橋から飛び降りて救急搬送されたという連絡でした。

　朝9時すぎ、登校途中の時間帯でした。

　病院を出てすぐに飛び降りたわけではなく、時間には少しタイムラグがありました。なぜなのか、理由は分かりません。肝臓の破裂もあり、死ぬか生きるかの状態だと聞きました。筆者が茫然とする中、看護師や精神保健福祉士が自宅や学校などの各所に連絡してくれていました。命が助かるのを期待することしかできませんでした。

　2回の手術を行い、命は助かりました。

　リハビリを重ね、退院許可が出て児童精神科病棟に戻ってきました。

　ただ、帰ってきた後も、彼女の希死念慮は消えていませんでした。

「なぜ死ねなかったのかな？」「あそこで死んでいた方が自分もみんなも楽じゃないのかな？」と話すこともありました。今までおさまっていたパニックも、再度出現していました。

　筆者はその言葉に、せっかく助かった命なので意味があるのではないか、という話をして、これからの人生に希望がある話をしてきました。ただ、入院を続けることがいいことなのかは自分でも判断がつかず、病院内の関係者内で相談を行い、母親面談でも相談を重ね、退院を目指すこととしました。この頃、彼女に対して、少し難しさを感じていました。筆者だけではなく、日々の生活を見守る看護師や他のコメディカルスタッフの間でもその感情は浸透していて、ネガティブな感情になっていたことは否定しきれません。

「スタッフが苦手意識を持つ患者は最悪の結果を迎えてしまう」

　こういったことを聞いたことがあります。ネガティブな感情を持ち始めたときは、支援の必要性が高いということです。それは、患者さんの中でも

「生きたい」と「死にたい」の気持ちは両価的であるからかもしれません。

　母親は本人に生きる希望を持ってもらうため、分かりやすく本人が好きなアイドルのグッズなどで、ご褒美を用意するようにしました。その時、筆者の指導医が「物のご褒美以外はどうなっているのだろうね」と筆者にぼそっと言ったことが、まだ頭に残っています。指導医は筆者の感情を含めて全体像を俯瞰的にとらえていたのだと思います。

　外泊訓練を開始し、数回目になります。

　前回と同じ横断歩道橋から飛び降り、今度は亡くなってしまいました。

　なぜこんなことになったのか、後からカンファレンスも行いましたが、明確な理由は見つかりませんでした。

「あのとき、こうしておけば、もしかしたら……」

　そのような話はもちろん出てきます。それは今後の糧となるでしょう。

　しかし、亡くなった一つの命は戻りません。

「できることは全部やった」

　と言う人はいませんでした。もちろん、医療者も家族も、どの立場の人でも、これを言える人はいないでしょう。

　関わった患者さんが自殺するとはこういうことなのです。関わったすべての人のこころに、何かしらの影響を残します。

　どんなに頑張っても、自殺予防に関して万能ではない。

　出来る限りを尽くしても、どうにもならないことはある。

　しかし、自分たちができることを増やすことで、関わる子どもたちの「死にたい」気持ちが「生きたい」気持ちに変わる。

　それを信じて、子どもの臨床を続けていきたい。

　そのような思いをもって、児童精神科医を続けています。

　最後に、本書を執筆するにあたってお世話になった方々に心からお礼申し上げます。愛媛大学大学院医学系研究科児童精神医学講座の堀内史枝教授には臨床のやり方から文章の書き方まで指導をしていただき、本書の内容も丁

寧に見ていただきました。また、大師匠である「たかみやこころのクリニック」の髙宮静男先生は、本書の企画段階からご助言を下さり、書き上げるまで何度もご指導をいただき、多大なお力添えをいただきました。この場を借りて深くお礼申し上げます。

　本書が読者に、そして読者が関わる子どもたちのこれからに、少しでも寄与することを願っています。

索　引

● 著者 ●

河邉憲太郎（かわべ　けんたろう）

愛媛大学大学院医学系研究科児童精神医学講座 准教授。2004 年川崎医科大学医学部卒業。2007 年愛媛大学大学院医学系研究科精神神経科学講座入局。医療法人佑心会 堀江病院精神科、一般財団法人聖マリアンナ会 東横惠愛病院精神科などを経て、2023 年より現職。

精神科医。医学博士。日本精神神経学会専門医・指導医。子どものこころ専門医・指導医。日本臨床精神神経薬理学会専門医・指導医。日本児童青年精神医学会認定医。精神保健指定医。公認心理師。

第 12 回日本児童青年精神医学会国際学会発表奨励賞（2020 年）、第 11 回アジア児童青年精神医学会 BEST POSTER AWARD（2023 年）、PCN Reports Best Reviewer Award 2023（2024 年）などの受賞歴がある。

「死にたい」子どもたちと向き合う 11 のポイント
── 児童精神科の現場から伝えたいこと ──

2024 年 10 月 11 日　初版第 1 刷発行

著　　者　河邉 憲太郎

発 行 者　石 澤 雄 司

発 行 所　株式会社 星 和 書 店
　　　　　〒 168-0074　東京都杉並区上高井戸 1-2-5
　　　　　電話　03（3329）0031（営業部）／ 03（3329）0033（編集部）
　　　　　FAX　03（5374）7186（営業部）／ 03（5374）7185（編集部）
　　　　　http://www.seiwa-pb.co.jp

印刷・製本　中央精版印刷株式会社

学校で知っておきたい
精神医学ハンドブック

養護教諭，スクールカウンセラー，一般教諭，
スクールソーシャルワーカーのための心身医学，精神医学

高宮靜男 著

A5判　324p　定価：本体 2,700円＋税

精神医学的問題、心身医学的問題を抱える子どもたちに学校で遭遇したとき
に、どのように支援したらよいか。児童生徒の様子や行動が気になったとき
に活用したい、子どもの精神医学事典。

学校で適切に対応したい
児童・生徒の困りごと 55

続・学校で知っておきたい精神医学ハンドブック

高宮靜男 著　服部紀代 協力

A5判　240p　定価：本体 2,400円＋税

児童・生徒の行動の背景にある困りごとに、学校で適切に対応するにはどう
したらよいか。考えられる疾患や、学校内で配慮・実践すべきことなど、具
体的な支援方法を解説したハンドブック。

アディクションとしての自傷

「故意に自分の健康を害する」行動の精神病理

松本俊彦 著

四六判　340p　定価：本体 2,600円＋税

自傷に関する豊富な臨床経験と研究知見にもとづき、「アディクションとして
の自傷」という新しい仮説を提唱し、自傷に対して積極的に介入することの重
要性を主張。多くの援助者、本人・家族に自傷と向き合う勇気を与えてくれる。

発行：星和書店　http://www.seiwa-pb.co.jp